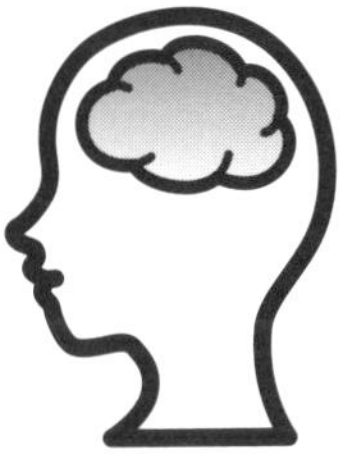

抗加齢専門医が
毎日やっている

「脳の解毒」で
一生ボケない脳
になる！

スクエアクリニック
院長 本間良子　副院長 本間龍介

PHP

はじめに

人生100年の時代を迎え、70代、80代になっても思考が冴《さ》え渡り、いきいきと人生を楽しんでおられる方が、たくさんいらっしゃいます。

一方で、まだ40〜50代だというのに、「全身がなんだかだるい」「もの忘れがひどい」「いつも頭がボーッとして家事や仕事に集中できない」など、原因不明の倦怠感や脳の働きの低下を訴える人たちが、私たちのクリニックに大勢来られているのも事実です。

そうした方たちに共通しているのは、みなさん心身ともに、くたくたに疲れ切っている点です。

「私は認知症になってしまうのでしょうか?」と心配される方も、少なくありません。

たしかに、若い世代でも認知症を発症する人はいます。認知症の人の脳には「毒（アミロイドβなど）」がたくさん溜まっていることが知られています。次の項目に当てはまる場合は、脳に「毒」が溜まりはじめている可能性があります。

□胃炎、下痢、便秘、おなかの張りなど、胃腸の状態がよくない。
□朝、目覚めたときから疲れていて、常に倦怠感がある。
□熟睡できず、夜中に目を覚ますことが多い。
□コーヒーを飲んだり甘いものを食べたりすると、一時的に元気になれる。
□些細なことでイライラし、急にキレてしまうことがある。
□風邪などの症状や軽い打撲、切り傷などの治りが悪い。
□急に立ち上がるとめまいがしたり、目の前が真っ暗になったりすることがある。
□更年期の症状（ホットフラッシュ、肩こり、頭痛など）がひどい（女性の場合）。
□いつも気持ちが落ち込んで、楽しいことが思い浮かばない。
□理由もなく不安感に襲われる。
□性欲が減退している。
□肌にシミやシワが増えたような気がする。
□夕方になると気力が湧いてくる。

認知症はいったん発症すると、現時点の医療では完全に元の状態に回復することが困難です。しかし、脳に「毒」が溜まりはじめた早い段階で「解毒」に努めれば、前ページに挙げた諸症状が解消され、脳の働きも元に戻ることを、私たちは日々の診療で経験しています。

脳に「毒」が溜まる大きな要因は、過度で継続的なストレスだと考えられます。多くのストレスを長期にわたって受け続けると、ストレスに対抗するホルモン（コルチゾール）を分泌している「副腎」が過労状態となり、「副腎疲労」を招きます。

実は先に挙げた諸症状は、この副腎疲労の人に多く見られる症状なのです。

副腎疲労については本文で説明しますが、老化を進める元凶のひとつであることは間違いありません。

脳の老化も、例外ではありません。副腎が疲弊すると、脳の中に「毒」が入りやすくなる一方で、「毒」の排出が滞り、その結果として「毒」が蓄積されて、脳機能を低下させてしまうのです。

脳を解毒して認知症への進行をくい止めるには、副腎疲労の原因となっているストレスを解消する必要があります。

「ストレス」というと、一般的には人間関係の悩みなどの「精神ストレス」を指します。しかし、実際にはそれだけでなく、「環境ストレス」や「肉体ストレス」を含めた「3つのストレス」が重なった「多重ストレス」が、現代人の副腎に大きな負担をかけ、脳に毒が溜まりやすくなる要因となっています。

本書では、みなさんにとって「何がストレスになっているのか」を知っていただき、それぞれのストレスをゆるめる方法を提案していきます。それらは、私たちが毎日実践しているものでもあります。そしてそれらが、結果的にみなさんの副腎を活性化し、脳の解毒に役立っていくことを、私たちは確信しています。

厚生労働省によると、2025年には認知症の患者数が700万人を超え、その前段階の軽度認知障害（ＭＣＩ）を含めると、65歳以上の3人に1人が認知症または認知症予備群の時代が到来すると言われています。

この数値自体、驚くべきものかもしれませんが、決して悲観する必要はないと、私たちは考えています。なぜなら、逆に捉えれば、「3人に2人は認知症にならない」ということを示しているからです。つまり、加齢とともに認知症を発症しやすくなるのは事実ですが、認知症にならずに健康寿命をまっとうする人のほうが、やはり多いということなのです。

「早々にボケてしまう脳」と「一生ボケない脳」の違いは、どこにあるのでしょうか?

もちろん、さまざまな要素があると思いますが、前記の「3つのストレス」への対処の如何《いかん》が、いちばんの要因になると、長年の診療経験から私たちは確信しています。

「3つのストレス」を上手にゆるめ、うまくつきあいながら、「一生ボケ知らず」のはつらつとした人生を送るために、本書がお役に立てることを切に願っています。

本間良子・本間龍介

抗加齢専門医が毎日やっている「脳の解毒」で一生ボケない脳になる！　目次

PART 1 ストレス・副腎疲労・慢性炎症

PART 2

「慢性炎症」が〝脳のシミ〟をつくる?!

PART 3

「脳を解毒する」3つの習慣

「脳を解毒する」毎日の習慣2 肉体ストレスのゆるめ方

装　幀◉小口翔平＋畑中 茜（tobufune）
装　画◉わたなべふみ
本文イラスト◉杉山美奈子
撮　影◉澤島 健（七彩工房）
ヘアメイク◉中家三貴（MIX）
スタイリング◉岡本佳織（七彩工房）
モデル◉禅定万里（DIVA）
衣装協力◉ワコール https://www.wacoal.jp/
本文組版◉朝田春未
編集協力◉小林みゆき

PART

1

ストレス・副腎疲労・慢性炎症

私たちを蝕む「3つのストレス」

❋ストレス対策が「認知症予防」最大のカギ

現代に生きる私たちの身の回りには、ストレスがあふれています。適度なストレスは心身の活力を高めますが、過度であったり長期にわたったりするストレスは、脳と身体に悪影響を及ぼします。特に、認知症を予防したいと考えるなら、ストレスへの適切な対策が欠かせません。むしろ、最大のカギと言ってもよいでしょう。

「私は人生を楽しんでいてストレスなどないから、認知症なんて無縁！」

そんなふうに考えている人がいるかもしれません。しかし実際は自覚がないまま、毎日の生活の中で複数かつ多量のストレスに晒《さら》されている人が、ほとんどなのです。

「ストレス」とひと口に言っても、さまざまなものがありますが、私たち現代人のストレスは、大きく「環境ストレス」「肉体ストレス」「精神ストレス」の3つに分けることができます。

私たちをとり巻く「3つのストレス」

精神ストレス

セクシュアル・ハラスメントやパワー・ハラスメント、人間関係の不和、介護問題など、「出口の見えにくい苦境」による心の負担のこと。

- ☑職場や家庭、地域社会でのパワー・ハラスメント、セクシュアル・ハラスメント、モラル・ハラスメントなど
- ☑SNS（ソーシャル・ネットワーキング・サービス）を介した誹謗中傷
- ☑看護疲れ・介護疲れ
- ☑地震や集中豪雨などの自然災害
- ☑パンデミック（世界的大流行）に伴う不安や「自粛生活」の疲れ　など

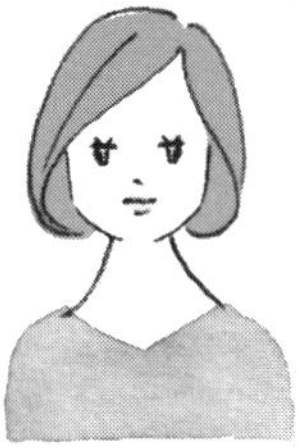

環境ストレス

衣食住にまつわることに原因があるストレス。口や鼻から入るもの、肌から吸収されるものなど。

- ☑大気や食品を通して体内に入る化学物質や金属類
- ☑太陽光の紫外線
- ☑居住環境（カビ毒や化学物質など）
- ☑睡眠環境　など

肉体ストレス

睡眠の不足や疲労の蓄積など、物理的、身体的な疲労によるストレス。

- ☑長時間労働
- ☑スマートフォンやパソコンの使いすぎによる目の酷使
- ☑不規則な生活リズム
- ☑睡眠不足
- ☑暴飲暴食
- ☑運動不足（または過度の運動）
- ☑DV（ドメスティック・バイオレンス）
- ☑病気やケガ　など

3つのストレスを複合的に抱えている人が多い

❋無意識のうちに日常的にストレスを受けています

前節で挙げた3つのストレスのうち、「精神ストレス」はよく知られています。しかし、自覚しやすい反面、自分でコントロールすることが難しく、「終わり」がなかなか見えにくいところが、負荷を倍増します。

一方、「肉体ストレス」は、DV（ドメスティック・バイオレンス）や重篤な疾患を除けば、自分ではそれをストレスとは感じていないことが大半で、そうであるがゆえに、自ら進んでストレスを増長させていることもよくあります。

さらに3つめの「環境ストレス」に至っては、可視化しづらいので、まったく意識しないままそのストレスに晒され続け、認知症発症の要因のひとつとなる〝毒〟（PART2参照）を、脳内に溜め込んでいる人がたくさんいます。厄介なことに私たちは誰しも、多かれ少なかれ、3つのストレスを複合的に抱え込んでいるのです。

✱完全なストレスフリーで生きることはもはや難しい

たとえば、老親の介護や通院に連日追われ、「いったいいつまでこんな状態が続くのか……」と陰鬱な気持ちになり、その気晴らしに暴飲暴食をしてしまって体調を崩してしまうとともに、食品添加物をどんどん体内に取り込んでしまっているとすれば、まさに3つのストレスによる多重禍の状態です。

あるいは、一見快適に思える室内でも、浮遊する化学物質やカビ毒などの有害物質を知らず知らずのうちに吸い込んでしまっていたり、ストレス解消の手段としてのスマートフォンや電化製品から電磁波を受けてしまっていたりする、という現実も、決して絵空事ではありません。これは、現代社会に生きる限り、よほど意識をしないと3つのストレスからは逃れようがないことを、端的に示しています。

ストレスは認知症だけではなく、あらゆる疾病の引き金となります。それにもかかわらず、いくつものストレスを抱えながらも何とかがんばれるのは、ストレスに上手に適応する仕組みが、私たちの身体に備わっているからです。

その要となるのが、「副腎」と呼ばれる臓器です。

副腎から分泌されるストレスホルモン「コルチゾール」

❋副腎は50種類以上のホルモンを産生・分泌しています

「副腎」とは、背中側の腰より少し上の辺りに左右一対で存在する約2〜3センチの小さな臓器です。それぞれが腎臓の上に乗っかるように位置することから「副腎」という名がついていますが、腎臓とはまったく別の働きをしています。

腎臓は尿をつくる臓器であるのに対し、副腎は健康を維持する上で欠かせない50種類以上のホルモンを産生・分泌しています。

このうち、ストレスを受けたときに分泌されるのが、「コルチゾール」と呼ばれるホルモンです。コルチゾールは「ストレスホルモン」とも呼ばれています。

コルチゾールは血糖や血圧、免疫の調整のほか、精神・神経系のサポート、骨の代謝、さらには性ホルモンの生成にまで影響するなど、さまざまな側面から私たちの生命活動を支えています。

副腎とホルモン

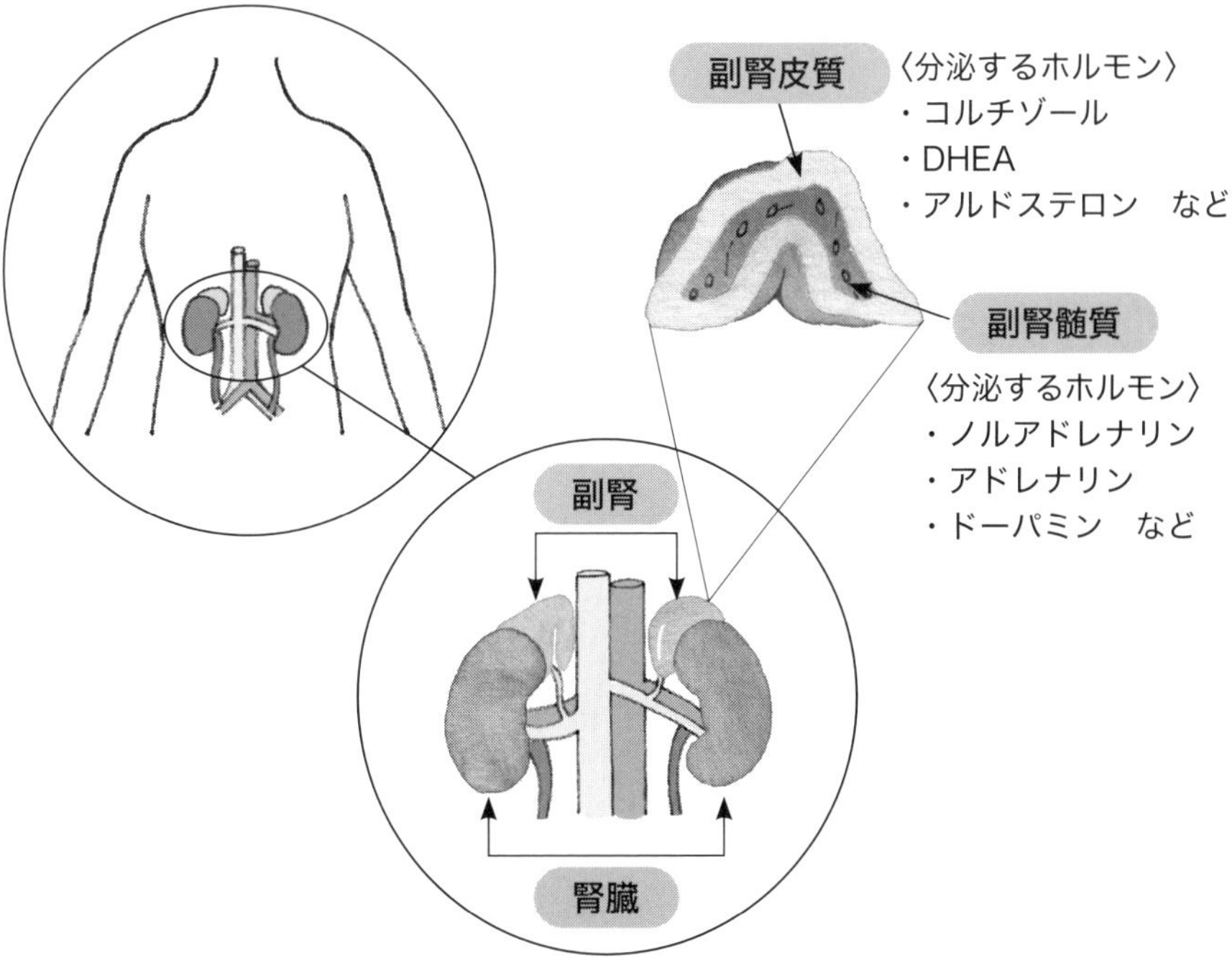

コルチゾールの働き

- ☑ストレスに応答する作用
- ☑脳の覚醒に関わる精神・神経系に対する作用
- ☑たんぱく質や脂肪のエネルギーへの変換作用
- ☑細胞のエネルギー源となるブドウ糖をつくり出す作用
- ☑血糖や血圧をコントロールする作用
- ☑炎症を抑えるなどの免疫機能調整作用
- ☑排尿を促進する作用
- ☑骨代謝に関わる作用
- ☑ミネラルバランスの調整作用　など

「守る反応」が脳と身体にダメージを与える?!

❋身体のストレス反応は太古の昔から変わっていません

コルチゾールはもともと、人間が狩猟生活をしていた太古の昔から、ストレスに対抗するホルモンとして、大切な役割を果たしてきました。

当時のストレスはもっぱら、自分たちの命を脅かす敵との「闘い（または逃亡）」が主でした。たとえば、森や平原で猛獣と出くわしたとき、闘ってやっつけて食料にするか、すぐさま退散するか、瞬時のうちに究極の二択に迫られます。このとき、どちらを選ぶにしても、脅威に対峙《たいじ》するには、瞬発的なパワーが必要となります。

私たちの祖先は、脅威というストレスを受けると副腎からコルチゾールを多量に分泌し、血圧や血糖値を急上昇させるとともに、体内のたんぱく質や脂肪を分解し、瞬時にエネルギーを生み出す仕組みを、進化の過程で獲得したのです。この仕組みは今でも、災害時に緊急避難するようなときの〝火事場の馬鹿力〟として発揮されます。

❋現代人の副腎は年中無休でフル稼働しています

現代社会では、直接的に命を脅かすストレスが減った一方で、先に述べた3つの多重ストレスが蔓延しています。昔とはまったく様相の異なる「見えざる敵（3つのストレス）」に、現代人はジワジワと真綿で首を絞められているような状態なのです。

そのため、私たちの副腎は絶えずフル稼働し、コルチゾールを分泌し続けています。どこかで意識してストレスを軽減しないと、やがて副腎が疲れ果ててコルチゾールが枯渇します。このようにストレスによって副腎の機能が低下し、コルチゾールの分泌が不安定になる状態を、「副腎疲労」と呼びます。

副腎疲労によってコルチゾールの分泌異常が続くと、脳と身体に大きなダメージを及ぼします。瞬時にエネルギーを生み出すコルチゾールの働きは本来、あくまで目の前の敵と闘う（または逃げる）ための「一時的な緊急対応」だからです。

ストレスへの反応が長期的、また継続的になると、本来、身体を守るはずのコルチゾールが仇《あだ》となり、今度は脳と身体を障害する要因に変化することで、特に認知症を誘発する重大な原因のひとつとなってしまうのです。

認知症の7割近くをアルツハイマー型が占めている

❋認知症は一度発症したら回復が難しいのが現状です

副腎疲労によるコルチゾールの異常な分泌が、脳に及ぼす影響についてお話しする前に、認知症とはどのような症状なのかを、簡単に説明しておきましょう。

認知症というのは、脳の中で認知機能（記憶力、判断力、理解力など）を司《つかさど》っている部位の神経細胞が、何らかの要因によって急激にどんどんと死滅し、脳が萎縮して、日常生活に支障をきたすようになる疾病です。

原因によっていくつかのタイプがありますが、日本では「アルツハイマー型認知症（67・6％）」「血管性認知症（19・5％）」「レビー小体型認知症（4・3％）」の3つが、認知症全体の90％以上を占めています。

いずれのタイプの認知症も、完治する方法が現時点では存在せず、いったん発症すると回復するのが難しい疾病のひとつです。

認知症の主な種類と症状

	アルツハイマー型 認知症	レビー小体型 認知症	血管性 認知症
脳の変化	「脳のシミ」や神経原繊維変化が、海馬を中心に脳の広範に出現する。脳の神経細胞が死滅していく	「レビー小体」という特殊な物質が生じることで、神経細胞が死滅してしまう	脳梗塞、脳出血などが原因で、脳の血液循環が悪くなり、脳の一部が壊死してしまう
画像でわかる脳の変化	海馬を中心に脳の萎縮が見られる	はっきりとした脳の萎縮は見られないことが多い	脳が壊死した部分が確認できる
男女比	女性に多い	男性にやや多い	男性に多い
初期症状	もの忘れ	幻視　妄想 うつ状態　パーキンソン病様症状	もの忘れ
特徴的な症状	認知機能障害 (もの忘れなど) もの盗られ妄想 徘徊 取り繕い　など	認知機能障害（注意力・視覚など） 認知の変動 幻視・妄想 うつ状態 パーキンソン病様症状 睡眠時の異常言動 自律神経症状 など	認知機能障害 (まだら認知症) 手足のしびれ・麻痺 感情のコントロールがうまくできない　など
経　過	記憶障害から始まり、広範な障害へと徐々に進行する	調子のよいときと悪いときを繰り返しながら進行する。時に急速に進行することもある	原因となる疾患によって異なるが、比較的急速に発症し、段階的に進行していくことが多い

「慢性的なストレス」が認知症の発症リスクを高める

❋ストレスが記憶と関係していることは誰もが経験しています

いわゆる「ボケ知らず」の元気な脳で、いきいきとした人生を全《まっと》うするには、やはりストレスを軽減していく必要があります。たとえば、ストレスが特に記憶力に影響することは、実は誰もが日常生活の中でしばしば経験していることです。

会合でのスピーチなど、人前で話をするときに緊張して頭の中が真っ白になり、話す内容を忘れてしまった、という経験はないでしょうか？　これは、「緊張」という過度のストレスによって、コルチゾールが脳の働きを抑えてしまうために起こります。

何しろ狩猟時代から変わらぬ、言ってみれば「旧式」のストレス反応なので、考える前に身体が動くように、ストレスを受けると脳の働きに制限がかかってしまうのです。それでも、ストレスが一時的なものであれば、緊張状態から解放されることでコルチゾールの分泌は是正され、元の状態に戻ります。

✳コルチゾールの異常な分泌は認知症の発症リスクを高めます

一方、慢性的なストレスに晒され続けていると、副腎から絶えずコルチゾールが分泌され、血糖値や血圧値がずっと高い状態に保たれます。こうした状態が続くと、血管の老化（動脈硬化）が進んだり、血栓ができやすくなったりして、血管性認知症の発症リスクが高まります。

さらに、コルチゾールの過剰分泌は、アルツハイマー型認知症の発症にも深く関わっています。

アルツハイマー型認知症の患者さんの脳では、記憶に関係する「海馬」と呼ばれる部位が萎縮しているのが大きな特徴ですが、コルチゾールの過剰分泌が続くと、この「海馬」が傷ついたり、萎縮したりすることが知られているのです。また、慢性的な副腎疲労でコルチゾールの分泌が枯渇した場合にも、アルツハイマー型認知症の発症リスクが高まります。これらについては、ＰＡＲＴ２で詳しく紹介します。

いずれにしても、ストレスを軽減させ、副腎の疲労を解消することが、認知症対策においても、大きな決め手のひとつになると言ってよいと思います。

遺伝よりストレスのほうが怖い

❋認知症の遺伝的要素はリスクのひとつでしかありません

ところでアルツハイマー型認知症は、遺伝的要素が大きいことも事実です。たとえば、Ａｐｏ《アポ》Ｅ《イー》４型の遺伝子を持っている人は、そうでない人に比べて、アルツハイマー型認知症の発症リスクが２～４倍になると言われています。

両親のどちらか、または両方が、80歳未満でアルツハイマー型認知症を発症した場合は、ＡｐｏＥ４型の遺伝子を受け継いでいる可能性が高いと考えられています。ただし、ＡｐｏＥ４型遺伝子を持っていても、リスクが高いというだけで、すべての人がアルツハイマー型認知症を発症するわけではありません。

そもそも、認知症は70年、80年という長い歳月を経て発症するものですから、その背景には複合的な要因が積み重なっています。したがって、認知症に関する遺伝的要素は、複合的な要因のうちのひとつにすぎないと、私たちは考えています。

❋遺伝的要素を持っていてもストレス軽減で回避できます

「認知症」とひと口に言っても、症状は一人ひとり異なります。私たちのクリニックではかつて、10年以上にわたって高齢者施設で定期的な診察を行なっていました。そのとき気づいたのは、認知症の患者さんには、非常に攻撃的な人もいれば温厚な人もいらっしゃる。絶えず笑っている人、絶えず怒っている人、セクシュアルな部分が極端に出ている人など、本当にいろいろな人がいるということでした。

先にお話ししたように、認知症は原因によっていくつかに分類されています。しかし、認知症を発症された方たちの、それぞれが生きてこられた環境や職業、地域、生活習慣は、まさに十人十色です。長年の間に積み重なった要因があり、そこに持って生まれた遺伝的要素と、ストレスによる外部からの要因が加わって、さまざまな形で症状が表出すると考えられるわけです。

たとえ遺伝的要素があったとしても、先にお話しした「環境ストレス」「肉体ストレス」「精神ストレス」の3つを軽減することでも、認知症の発症リスクは軽減でき、結果として、認知症を発症することなく健康寿命を全うすることもできるのです。

知っていますか？「ブレインフォグ」

❋若くても認知症に似た症状が生じることがあります

10代、20代の若い人でも、勉強や仕事の忙しさなどで睡眠不足が続くなどすると、それがストレスとなってコルチゾールが過剰に分泌され、先に紹介した「海馬」の働きが低下し、もの忘れがひどくなったり、記憶力が低下したりするなど、認知症のような症状が出現することがあります。「ブレインフォグ」と呼ばれる状態です。

「フォグ」というのは、霧がかかった状態を意味し、まさに頭の中に霧がかかったようにぼんやりとして、記憶力だけでなく、思考力や判断力なども大幅に低下します。

同じ文章を何度読んでも頭に入らない、約束したことを忘れてしまう、今日のスケジュールが思い出せないといったことを繰り返すうちに、感情面でも「自分はダメな人間だ」「何をやっても楽しくない」というネガティブな考えに支配されるようになり、うつのような症状をきたしやすいのも特徴のひとつです。

❋更年期世代の人は特に誤解しやすいので要注意です

ブレインフォグは、認知症と違って一過性のものなので、ストレス要因が解消されると「霧」は晴れ、脳の働きも回復していきます。

しかし、50代以上の人が、ブレインフォグで家事や仕事などの日常活動に支障をきたすようになると、「認知症?」と不安になることが多くなります。特に更年期世代の女性の場合、海馬の活性化に一役買っている女性ホルモンである「エストロゲン」の分泌が減少するため、認知機能が低下しやすくなります。加えて、エストロゲンの減少に伴い、「幸せホルモン」と呼ばれるセロトニンの分泌も低下することから、気持ちが沈みやすくなって、二重、三重のつらさに苦しむ人もいらっしゃいます。

そのようなときに、「認知症では?」と考えると、気持ちがますます落ち込み、それがさらにストレスとなって脳に悪い影響を与え、実際に海馬を萎縮させてしまうことも考えられます。

まずは本書をきっかけに、PART3で紹介するエクササイズや生活習慣を実践していただき、それでも不安が残るようであれば、医療機関で受診してみましょう。

副腎疲労で「深部感覚」が鈍ることも認知症の発症リスクに

❋深部感覚が鈍ると転倒につながります

認知症対策というと、脳（中枢神経）の活性化、メンテナンスばかりが注目されがちです。もちろん、認知症は脳の病気なので、脳のマネジメントは大切です。しかし同時に、身体の隅々まで伸びている末梢神経にも目を向けたほうが、より効果的な認知症対策につながります。特に「深部感覚」を鍛えることが、大切なポイントです。

深部感覚は、関節や筋肉、腱の動きをもとに、身体の各部位（手足など）の位置、運動の状態、圧迫による痛みなどの情報を、末梢から脳の感覚中枢へ伝えることで感知される身体の内部の感覚を指します。

たとえば高齢の方は、大腿骨《だいたいこつ》（足のつけ根の骨）の骨折をきっかけに寝たきりとなり、認知症につながる例が多く見られます。骨折の原因としては骨粗鬆症《こつそしょうしょう》がよく挙げられますが、骨粗鬆症がある程度進んでいても、転倒しなければ骨折しないで済みます。

❋脳と身体の情報のやりとりを円滑に保つ上でもストレス解消は必須

では、どうしたら転倒せずに済むのでしょうか？

まずは、筋力がある程度維持されていること。そして、関節や筋肉などの運動器の深部感覚を、脳と身体が常に共有できていることが大切です。

従来、脳はいわば「絶対的な指令塔」であり、身体はすべて脳の「トップダウン」で動いていると考えられていました。しかし最新の知見では、脳と身体は、情報を常に、互いにフィードバックし合っているという考え方が主流となっています。つまり、脳が指令を出すこともあれば、身体から届く情報によって脳が反応することもある、というわけです。脳と身体のどちらが「主」か「従」かということではなく、互いが絶えず密接に情報交換していることが、結果として脳の働きをよい状態に維持するとともに、大腿骨骨折のような認知症リスクを減らすことにもつながるのです。

過剰なストレスで「副腎疲労」が生じていると、深部感覚を感知する能力も鈍ってきます。ＰＡＲＴ３で紹介するエクササイズや生活習慣は、深部感覚の向上にも、とても役立ちます。

コルチゾールの枯渇が「慢性炎症」を引き起こす

❋副腎疲労の怖さは「もうひとつ先」にあります

現代人の副腎は、絶え間なく心身に襲いかかってくる多重なストレスに対抗すべく、常時フル稼働でコルチゾールを分泌し続けています。つまり、副腎ががんばればがんばるほど、逆に私たちの身体や脳にダメージが加えられ、認知症をはじめとする重大疾病の発症要因になっているわけで、それはなんとも切ない事実です。

太古の昔には有効だった副腎のストレス反応が、今や私たちを苦しめているというわけですが、フル稼働でがんばり続ける副腎によってコルチゾールの分泌が過剰になると、また別の重大なリスクを生み出します。それは「体内の慢性炎症」です。

副腎疲労の本当の怖さは、副腎疲労によってコルチゾールの分泌に異常をきたしてからいよいよ始まる、と言っても過言ではありません。

PART2で詳しく見ていきましょう。

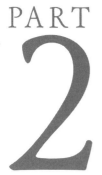

PART 2

「慢性炎症」が “脳のシミ”をつくる?!

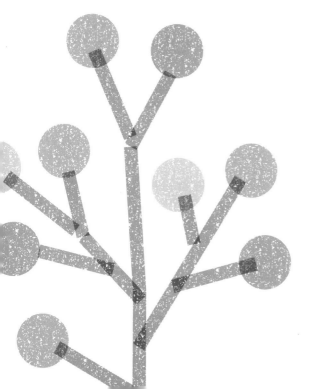

副腎疲労が脳に「毒」を溜める

コルチゾールの過剰分泌が「毒の通り道」をつくってしまいます

私たちを取り巻くストレスが重なって、副腎からストレスホルモンである「コルチゾール」が分泌され続けると、身体の中に「毒」が入り込みやすくなります。

私たちの身体を構成する細胞と細胞の間には、「タイトジャンクション」と呼ばれる「つなぎ目」があります。栄養素を吸収する腸管壁も細胞でできていますが、コルチゾールの過剰分泌による慢性炎症が続くと、腸管壁の細胞のタイトジャンクションがゆるみ、「リーキーガット（腸もれ）症候群」という状態に陥ってしまいます。

また、脳の血管には「血液脳関門《けつえきのうかんもん》」と呼ばれるフィルターがあり、脳機能に不要な物質はすべてそこではじかれます。ところが、慢性炎症が続くと血液脳関門のタイトジャンクションがゆるみ、毒が入り込む「通り道」ができてしまうのです。「リーキーブレイン（脳もれ）症候群」（以下、リーキーブレイン）と呼ばれる状態です。

リーキーガットとリーキーブレイン

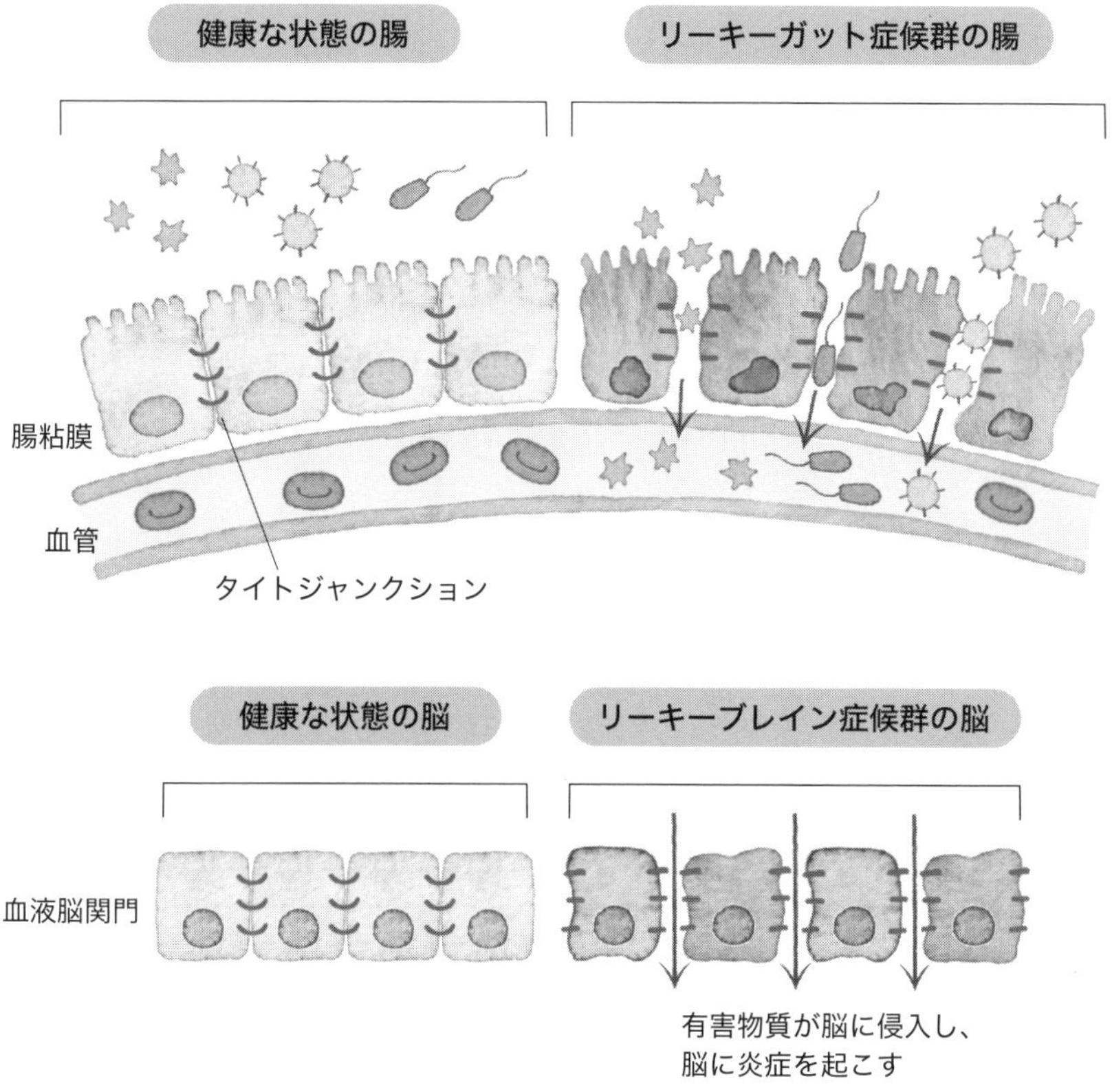

3つのストレス（環境ストレス・肉体ストレス・精神ストレス）によるコルチゾールの過剰分泌で腸の粘膜が炎症を起こすと、タイトジャンクションがゆるみ、有害物質が体内へともれ入ってしまいます。脳も同様に、血液脳関門のタイトジャンクションがゆるむことで有害物質がもれ入り、認知症や脳神経疾患などを引き起こします。

「腸もれ」を防ぐことが先決

小腸の粘膜が傷つくと血液に毒が入ります

リーキーブレインが起こったとしても、血液中に「毒」の成分が存在しなければ、さほど問題ではないと言えるかもしれません。しかし、たとえば私たちは無意識のうちに、呼吸や食事を介して「環境ストレス」に日常的に晒《さら》されています。食品や水に含まれる化学物質や金属類、食品添加物、また、大気中の微小粒子物質やエアコンのカビ、壁紙や家具の接着剤、さらには、柔軟剤や香水の芳香などもその典型です。

消化管に取り込まれたとしても、素通りして体外に排出されればいいのですが、私たちの身体は実によくできていて、毒が侵入すると、消化管のあちこちで「炎症」が起こるのです。このとき、小腸の粘膜が炎症で傷つくと、細胞同士をつないでいる「タイトジャンクション」がゆるみ、毒が体内にどんどんと入ってきてしまいます。この状態は、「リーキーガット（腸もれ）症候群」（以下、リーキーガット）と呼ばれます。

副腎疲労の人は素早い「火消し」ができません

リーキーガットのきっかけとなる炎症は、毒を排除するために身体に備わっている防御機能が動きはじめることで生じます。身体の中には、「免疫系」と呼ばれる、防衛隊のような組織（仕組み）が存在し、消化管などに毒が侵入すると、隊員（免疫細胞）が次々と集まってきて毒を排除しようと働きます。こうした「闘い」によって延焼中であったり焼け野原となったりしている状態のことを、「炎症」と呼ぶわけです。

実は副腎から分泌されるコルチゾールは、炎症の「火消し」を得意技のひとつとするホルモンでもあります。炎症が起こるとすぐさま分泌され、周囲への「延焼」を防ぎます。すぐに「鎮火」できれば炎症部位のダメージは最小限で済みますが、ストレスが増大している状態では体内のあちこちで「火災」が発生し、その鎮火のために副腎がフル稼働して疲弊し、コルチゾールの分泌も枯渇してしまいます。

その結果、すみやかに火消しができずに炎症／延焼がくすぶり続け、リーキーガットが起こってしまうのです。身体のさまざまな部位で炎症が起こると、それが「慢性炎症」となって、重篤な疾病の発生や急激な老化の原因となります。

「アミロイドβ」が慢性炎症の火種に?!

アミロイドβが「脳のシミ」の原因となります

リーキーガットと、その派生によるリーキーブレインで、血液脳関門から毒がどんどん入ってくると、脳の中でも炎症が起こります。副腎疲労を抱える人は、脳の炎症に対しても充分な火消しができません。そうした状況が、脳にダメージを及ぼすことは、容易に想像できます。

また、脳の中で生じる毒も、脳内で慢性炎症を引き起こしている可能性があることが指摘されています。脳で生じる毒というのは、「アミロイドβ《ベータ》」というたんぱく質のことです。脳の神経細胞の外側にアミロイドβが溜まると、「老人斑《ろうじんはん》」という「シミ」のようなものができ、「リン酸タウ」という「ゴミ」のような物質が、脳神経細胞の中に溜まるようになります。そして、神経細胞が死滅して脳が萎縮し、認知症（特にアルツハイマー型認知症）が発症すると考えられています。

慢性炎症が神経細胞を死滅させます

アミロイドβは、前述したように脳の中でつくられるたんぱく質の一種ですが、どちらかと言えば「不良品」なので、本来は老廃物としてすぐに排出されます。

ところが、何らかの理由で、このアミロイドβが脳の神経細胞にどんどん蓄積するようになると、神経細胞が障害されて死滅し、脳の萎縮が起こって、アルツハイマー型認知症やレビー小体型認知症の発症につながると考えられています。さらに、アミロイドβは血管壁にも蓄積することから、血管性認知症との関係も示唆されています。

アミロイドβが蓄積するのは、体内の慢性炎症が原因ではないかとも言われています。アミロイドβが溜まると弱い炎症が起こり、それが長期にわたって続くことでリン酸タウが生じ、神経細胞を死滅させてしまうのではないかというわけです。

また、アミロイドβが脳に蓄積すると、リーキーブレインで脳内に入ってきた毒を、さらに排出しにくくなることも考えられます。認知症の人の脳には、歯周病菌が存在することも明らかにされており、これもリーキーブレインや慢性炎症の火種となっている可能性があります。

毒を「除去する」のではなく「溜めない」身体をつくる

アミロイドβを除去しても認知症は改善しません

認知症の発症に「アミロイドβ」が関与していると考えられるのであれば、「それを取り除けばいいのでは?」と考えるのが自然でしょう。

ところが、実はアミロイドβを除去しても、認知症は改善しないことが明らかになっています。なぜなら、いくらアミロイドβを取り除いても、新しいアミロイドβが生じて、蓄積されてしまうからです。良い譬《たと》えではないかもしれませんが、いわゆる「ゴミ屋敷」を行政代執行で片づけても、住人の意識が変わらない限り、またゴミ屋敷になってしまうのと、少し似ているかもしれません。

大切なのは毒を「取り除く」ことではなく、毒を「溜めない」身体にすること。あるいは、毒を「すみやかに排出できる」身体にすること。これが、現代の認知症対策の新常識となっています。

細胞には「ゴミ処理システム」が備わっています

それはつまり、「オートファジー（自食作用）」の仕組みに倣《なら》えば、「脳内のゴミを自分で掃除する身体をつくろう」というわけです。オートファジーは、大隅良典《おおすみよしのり》氏が発見し、それによって氏は2016年にノーベル生理学・医学賞を受賞しました。

毎日生活していると、さまざまなゴミが出ます。同じように、全身に37兆個もある細胞一つひとつの中にも、日々いろいろなゴミが出ます。アミロイドβも、そのひとつです。私たちがゴミを分別しながら捨てているように、通常は細胞の中でも、再利用できるものはリサイクルし、不要なものは捨てる、といったことが行なわれています。しかし、この仕組みに異常が起こると、アミロイドβやリン酸タウのようなゴミが溜まってしまうと考えられています。

それらが捨てられずにどんどん溜まっていけば、脳の神経細胞の働きは低下します。その結果、慢性炎症や脳の萎縮が起こっている可能性があります。

ゴミをきちんと捨てられる身体、ゴミを溜めない身体にすることが、神経細胞を守り、認知症を防ぐために大切であることが、おわかりいただけると思います。

「脳の解毒」の担い手は「グリア細胞」

グリア細胞は就寝中に神経細胞の掃除をしています

脳の話をするとき、たいていは神経細胞の働きだけに終始します。しかし、脳には神経細胞のほかに、「グリア細胞」と呼ばれる細胞が存在します。

脳の研究が始まって200年近く経つのですが、グリア細胞の働きが注目されはじめたのは、ほんの十数年前からです。グリア細胞は神経細胞の8~9倍も数が多いのに、あるいはそうであるがゆえに、これまではまったく注目されてきませんでした。

しかし近年になって、神経細胞を正常に働かせるためには、グリア細胞がとても重要な役割を果たしていることがわかってきたのです。

たとえば、神経細胞の毒を排出するオートファジーも、実はグリア細胞が担っています。私たちが眠っている間に神経細胞のゴミを回収し、リンパ管を通じて排出していると言われています。就寝中に、グリア細胞が忙しく働いてくれているのです。

アインシュタインの脳はグリア細胞が多かったそうです

細胞内のゴミ掃除のほか、免疫系や神経伝達物質の調整、神経細胞への栄養素の受け渡し、あるいは、家事や仕事を行なうときの「段取り」や「手際のよさ」なども、すべてグリア細胞が調整役として働いていると考えられています。

グリア細胞の質と量によって、認知機能やインテリジェンス（知能）の程度が変わることを示唆する報告も発表されています。かのアルベルト・アインシュタインの脳は、神経細胞の数こそ一般人と大差がなかったものの、グリア細胞の数は際立って多かったそうです。

ただし、グリア細胞も過度に活性化すると炎症の原因となるので、酷使しすぎない配慮が必要です。たとえば、神経細胞にゴミを溜める生活自体が、グリア細胞の負担を増やします。そのためにも、脳に毒を溜めない、あるいは、脳に毒を入れない生活習慣を心がけることが、何より大切となります。

今後、グリア細胞の研究は急速に進展すると思われます。そうなると、認知症についても新しい知見が続々と出てくるのではないかと、大いに期待しているところです。

「酸化ストレス」も脳に毒を溜める要因に

炎症が起きると大量の「活性酸素」が生じます

炎症は、身体の中に有毒物質を大量に生み出すことも知られています。「活性酸素」と呼ばれるものが、そのひとつです。

活性酸素は、炎症が起こったとき以外にも、身体の中で栄養素を燃焼させてエネルギーを生み出すたびに、いわば「産業廃棄物」のように都度産生されています。活性酸素は非常に不安定な分子構造をしているため、すぐにほかの物質とくっついて安定化を図るとともに、その物質を劣化させます。これが、「酸化」と呼ばれる現象です。

活性酸素は、その強い毒性を生かし、体内に侵入した病原菌などを殺傷する役割としても使われていますが、「諸刃《もろは》の剣《つるぎ》」で自らを傷つける危険性もあるため、体内で活性酸素が発生すると、すみやかにそれを除去する仕組みが、私たちの身体には備わっています。これを、「抗酸化力」と言います。

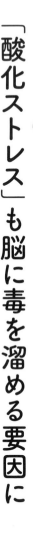

酸化ストレスが高まると細胞の機能が低下します

私たちの身体の抗酸化力はとても強力で、抗酸化力がしっかりと働いている限り、活性酸素の弊害は封じ込められます。ところが、年齢を重ねたり、副腎疲労で身体機能が低下していたりすると、活性酸素をしっかり排除できず、残った活性酸素がさまざまな組織を傷つけます。脳の神経細胞も、その標的のひとつとなります。

脳で発生した活性酸素は、神経細胞の膜《まく》を構成している脂質を酸化し、「過酸化脂質」を生み出します。その神経細胞の働きを弱めるだけでなく、過酸化脂質がさらに活性酸素を生み、周囲の細胞の脂質も連鎖的に酸化され、さらにまた活性酸素が生まれる、という悪循環が生じる結果、脳にも甚大な悪影響を及ぼします。

このように、活性酸素による酸化が、身体の抗酸化力を上回って身体の組織が障害されることを「酸化ストレス」と言い、それが炎症を誘発することもあるのです。

加えて、酸化ストレスの度合いが高まると、オートファジーが機能しなくなるとも言われています。つまり、脳に毒が溜まりやすくなるということなのです。

腸を整えて毒を減らすことも大事

便秘や下痢は小腸の炎症の可能性があります

脳に毒を溜めないためには、脳に入ってくる毒を減らすことが大事です。小腸の炎症に始まる「リーキーガット（腸もれ）症候群」が、食品由来の有害物質などを脳に送ってしまうことは、先にお話ししました。

副腎疲労を抱える人は、もれなく「小腸の炎症」が見られます。副腎疲労で「コルチゾール」の分泌に支障をきたすと、胃腸の粘膜で炎症が起こっても、それを充分に修復することができなくなり、消化酵素も分泌されにくくなります。

そのため、便秘や下痢、胃炎に悩んでいる人、おならがよく出るような人は、小腸に炎症が起こっている可能性が大きいと考えられます。

さらに、小腸は食事で摂った栄養素を吸収する部位でもあるので、小腸に炎症が起きると栄養素の吸収にも支障をきたします。

小腸に炎症があると栄養素が吸収できません

たとえば、便秘に悩んでいる人から、「食物繊維の豊富な野菜が便秘にいいと聞いて毎日食べているのですが、ちっとも効果がありません」という声を聞くことがよくあります。

食事内容を工夫しても健康なお通じにつながらないときは、小腸の炎症を疑う必要があります。小腸の炎症が原因で便秘になっている人は、いくら腸の働きをよくする食品を摂っても、そもそも炎症を起こしているので、効果が得られないわけです。

小腸の炎症を解消するには、PART3で紹介するエクササイズや生活習慣などを実践し、「3つのストレス」を軽減して副腎を元気にすることが大切です。

副腎が元気になればコルチゾールの分泌機能が回復し、小腸の炎症も解消されます。その上で、腸を整える食習慣を実践すれば、便秘も改善されるでしょう。

また、小腸の炎症が解消されれば、リーキーガット、リーキーブレインの心配もなくなり、脳に必要な栄養素が適切に供給されるようになるでしょう。

腸を整える上で有効な食習慣についても、PART3で詳しく紹介します。

便秘は「腸に毒を溜めている」状態

認知症の人には便秘が多く見られます

リーキーガットであるかどうかにかかわらず、便秘に悩んでいる人は、とにかく便通をよい状態に改善する必要があります。便秘は、腸に毒を溜めているのと同じだからです。

そもそも私たちは、身体に必要のないもの、あるいは身体に害があるものが便となって排泄される仕組みになっています。それらをいつまでも腸の中に溜めておくことが、身体にとってよいはずがありません。もちろん、脳にとっても同じことです。

便秘で腸に便が溜まっていると、腸壁から毒素が吸収されて、脳に入っていくというリスクも考えられます。

便秘がいかに脳によくない影響を及ぼすか――それは、「認知症の人のほとんどが便秘である」という事実からも、立派に証明されていると思います。

1日2回の排便が理想です

以前、私たちが診察を行なっていた高齢者施設では、便秘が続いている高齢者の方がイライラしたり奇声を上げたり、不穏な行動をとったりする症例がよく見られました。しかし、便が出ると、人が変わったようにすっかり穏やかになるのです。認知症の方の機嫌が悪いときは、ほとんど例外なく、便秘が長く続いています。

このように、便秘になるとさまざまな精神症状が現われてきます。毒が脳に影響を及ぼしている証拠です。

便秘が起こる背景にも、「3つのストレス」が深く関わっています。ストレスを受けると、便を押し出す腸の蠕動《ぜんどう》運動が低下したり、場合によっては蠕動運動が停止したりしてしまうこともあります。「たかが便秘」と思われがちですが、腸に毒を溜めていると考えると、心身に及ぼす影響は計り知れません。

便通は、1日2回が理想的です。便秘の人にこれを告げるといつも驚かれますが、PART3で紹介するエクササイズと生活習慣を続ければ、1日2回の排便が無理なく実現できると思います。

「糖化」もアミロイドβの蓄積を促す

糖質の過剰摂取は認知症を促す物質を生み出します

毎日の食生活で「糖質」を摂りすぎていると、身体の中で「糖化」と呼ばれる現象が起こりやすくなります。糖化というのは、糖質（ブドウ糖）がたんぱく質と結合して、「ＡＧＥｓ（糖化最終生成物）」という物質を生み出す反応のことです。

アルツハイマー型認知症の患者さんの前頭葉には、健康な高齢者の３倍以上ものＡＧＥｓが蓄積されていたという研究報告があります。糖化は体内の炎症を招き寄せる働きがあり、アミロイドβの蓄積を促すとも言われています。

そのほか、糖化によって生じたＡＧＥｓは、細胞のアポトーシス（自然死）にも関係するという話もあります。

脳を守りたいと思うなら、糖質の摂りすぎは禁物です。日常の食生活で上手に糖質制限する方法も、ＰＡＲＴ３で紹介します。

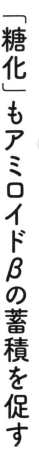

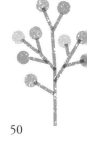

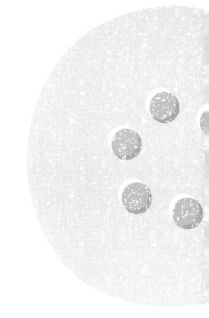

PART 3

「脳を解毒する」3つの習慣

毒は「入れない」。そして「出す」

いつまでも元気で若々しい脳神経細胞、クリアで明晰《めいせき》な脳を保つには、脳に「毒」を溜めないことがいちばん大切なポイントです。毎日の生活の中で、毒を「入れない」、そして「出す」ことを心がけていれば、副腎が余裕をもって機能できます。

本来は、身体や脳に毒をいっさい入れないことが理想ですが、PART1で説明したように、現代社会で生きる以上、身の回りから毒を一掃することは困難です。

そうであれば「毒はある程度入ってくる」ことを前提とし、それらをできるだけ避け、避けきれないものは可能な限り排出する。そして同時に、ストレスを軽やかにやり過ごすことができる脳と身体を養う――これが、私たちの理想的なあり方です。

このPARTでは、現代人が抱えている3つのストレス、すなわち「環境ストレス」「肉体ストレス」「精神ストレス」に対し、それぞれのストレスをゆるめて脳と身体を解毒する具体的な方法を紹介します。

「脳を解毒する」毎日の習慣

1
環境ストレスのゆるめ方

「環境ストレス」は身体のエネルギー産生を直撃する

⊙脳のミトコンドリアが減るとブレインフォグが起こりやすくなります

毒を入れない身体、毒を出す身体をつくるには、私たちの身体を形づくっている約37兆個の細胞の働きを活発に保つ必要があります。

細胞の中でエネルギーを生み出しているのは、「ミトコンドリア」という器官です。私たちが筋肉を使って身体を動かしたり、心臓や脳、副腎、肝臓、腸などすべての臓器が休みなく働いたりしているのは、ミトコンドリアが絶えずエネルギーを産生・供給してくれているおかげです。

特に脳は、身体の中でもミトコンドリアの多い器官のひとつですが、何らかの理由でミトコンドリアの数や活性が低下すると、脳の働きが大幅に低下します。その結果、記憶力、判断力、集中力のほか、認知機能も低下して、「ブレインフォグ」（28ページ参照）の状態に陥ります。

⦿有害物質がミトコンドリアの働きを阻害します

ミトコンドリアの数が減ったり、活性が下がったりする大きな原因は、環境ストレスによるものが多くあります。食事や呼吸で摂り込まれる有害金属（水銀、アルミニウム、カドミウムなど）や農薬、殺虫剤、有機溶剤など、さらにこのあと紹介する環境中の有害物質などが、ミトコンドリアの働きを阻害するのです。

ミトコンドリアの数が減ったり、活性が低下したりすると、臓器や組織の活性が全体的に落ちて、毒の入りやすい身体、毒を出しにくい身体になってしまいます。

水分をあまり摂らない人も、要注意です。ミトコンドリアがエネルギーを生み出すには、水分が必要だからです。後述するように、水分不足は便通を悪くし、腸に毒を溜め込む原因にもなります。また、低体温の人も、ミトコンドリアのエネルギー産生が不足している可能性が大きくなります。

環境ストレスを身の回りから減らし、ミトコンドリアの数を増やしてエネルギー産生を高めることが、全身の細胞を活性化し、毒の溜まりにくい身体、毒を出しやすい身体をつくることの基本と言えます。

毒を出す

腸の働きを活発にして1日2回の「排便」を促す

◉腸は身体の中で最大の解毒ルートです

食事や呼吸を介して身体に入った毒の60〜80％は、便とともに排出されます。腸は身体の中で最大の「解毒ルート」。毒を出す上で、円滑な排便は欠かせません。

体内の毒をすみやかに出すには、まず腸の環境を整えることが大切です。腸内には100兆を超える細菌が棲息《せいそく》していると言われます。それらは、私たちの健康に役立つ「善玉菌」と、有害な「悪玉菌」に大別できますが、健康な人の腸は、善玉菌が優勢である傾向があります。ところが、食事や呼吸を介して毒が腸内に侵入すると悪玉菌が優勢となって、「リーキーガット（腸もれ）症候群」（以下、リーキーガット）が起こりやすくなり、便通も悪くなります。

腸内環境を整えるには、「乳酸菌」の積極的な摂取が有効です。乳酸菌は善玉菌の代表で、外部から摂取すると腸内細菌のバランスの回復と調整・維持に役立ちます。

⊙1日1・5〜2リットルの水をこまめに飲みましょう

乳酸菌の補給に有効な食品というと、ヨーグルトやチーズなどの乳製品が、一般によく知られています。しかし、これらの食品は、あとでお話しするように副腎疲労を促す要因となるので、好ましくありません。乳酸菌の補給源としては、漬物や味噌のような植物性乳酸菌を含む発酵食品を選ぶようにしましょう。

便通を促すには、水分補給も欠かせません。水分の摂取量が少ないと、便が硬くなります。そうでなくても、ストレスの多い人は、腸の蠕動《ぜんどう》運動（便を押し出す腸の動き）が低下していますから、便が硬いと二重に便秘が起こりやすくなります。

目安としては、浄水器や整水器を通した水道水を、毎日1・5〜2リットル飲むようにします。一度に多量に摂取するのではなく、こまめに飲むのがポイントです。

日によって、解毒効果のあるハーブティーや番茶（カフェインが少ないもの）、レモン水など、その都度アレンジしながら飲むと水分補給が楽しみにもなり、解毒効果も高まります。一方で、カフェインの入った飲料やアルコール飲料類は、それ自体が「毒」ですから、肝臓をはじめ身体や脳に負担をかけるので、控えましょう。

毒を出す

入浴でたっぷり汗をかいて皮膚から毒を出す

◉皮膚からしか排出できない毒があります

皮膚からも、汗と一緒に毒が排出されます。

皮膚から排出されるのは、毒の1％程度ですが、「皮膚からしか排出されない毒」があることも事実です。その毒とは、殺虫剤や香水、クリーニングの溶剤などに含まれている「有機溶剤」です。さらに、汗からはヒ素や鉛も排出されると言われます。

近年はエアコンが広く普及し、デスクワークが増えたことから、以前にくらべると汗をかく機会が減りました。そのせいもあって、汗をかくのを嫌がる人、また、汗をかけない人が増えています。

体調が悪くなると、汗を出す汗腺《かんせん》の働きが低下して、汗がかけなくなります。これは「解毒」の観点からすると、大きな問題です。汗を充分にかかないと、皮膚からしか排出されない毒が体内に溜まって、脳と身体に悪影響を及ぼすからです。

⦿ぬるめのお湯にゆっくり浸かってジワジワと汗をかきましょう

手軽に発汗を促すには、入浴が最適です。ぬるめのお湯にゆったり浸かって、ジワジワと汗をかくのがポイントです。最初は汗をなかなかかけない人も、だんだんと汗が出てくるようになります。10分以上湯船に浸かっているのが理想ですが、無理は禁物。体調と相談しながら、自分にとって「気持ちいい」と感じる程度がベストです。

充分に汗をかいたあとは、きれいに洗い流します。汗をかいたまま洗い流さないと、皮膚の表面に出てきた毒が再吸収されたり、皮膚についた毒が今度は口などから入ったりするリスクがあるので、注意しましょう。

お湯の中に重曹《じゅうそう》（ただしアルミフリーのもの）を入れると、発汗作用がより高まります。美肌効果も期待できますから、女性には特におすすめです。

また、汗をかくと、身体に必要なミネラルも一緒に体外に出てしまいます。これを補う上では、「エプソムソルト（硫酸マグネシウム）」を入浴剤として湯船に入れるのがおすすめです。解毒効果も高く、身体も温まって、よく眠れるようになります。

入浴前と入浴後の水分補給も、忘れないようにしてください。

毒を出す

睡眠環境を整える①

睡眠中に「脳の解毒」が行なわれている

⊙アミロイドβの蓄積を防ぐには睡眠時間を充分に取る必要があります

夜間にしっかり睡眠を取ることは、脳の毒を出す上でとても重要です。脳は、私たちが眠っている間に、「脳脊髄液《のうせきずいえき》」を通してアミロイドβ《ベータ》のような毒を、脳の外へ排出していることがわかってきたのです。

脳脊髄液とは、脳および脳から腰の辺りにまで伸びている「脊髄」の周囲に存在する、無色透明の液体を指します。その役割は、これまでほとんど注目されてきませんでしたが、どうやら脳と脊髄の「下水道」のような役割を果たしているようなのです。

脳脊髄液によって毒が洗い流される量は、睡眠時間と相関すると考えられていますから、アミロイドβの代謝を促すには、睡眠時間をしっかり確保する必要があります。

枕を使う習慣が根づいたのも、頭を高くして寝たほうが脳脊髄液の流れがよくなって頭がスッキリすることを、私たちの祖先が無意識に感じていたからかもしれません。

脳脊髄液と解毒（模式図）

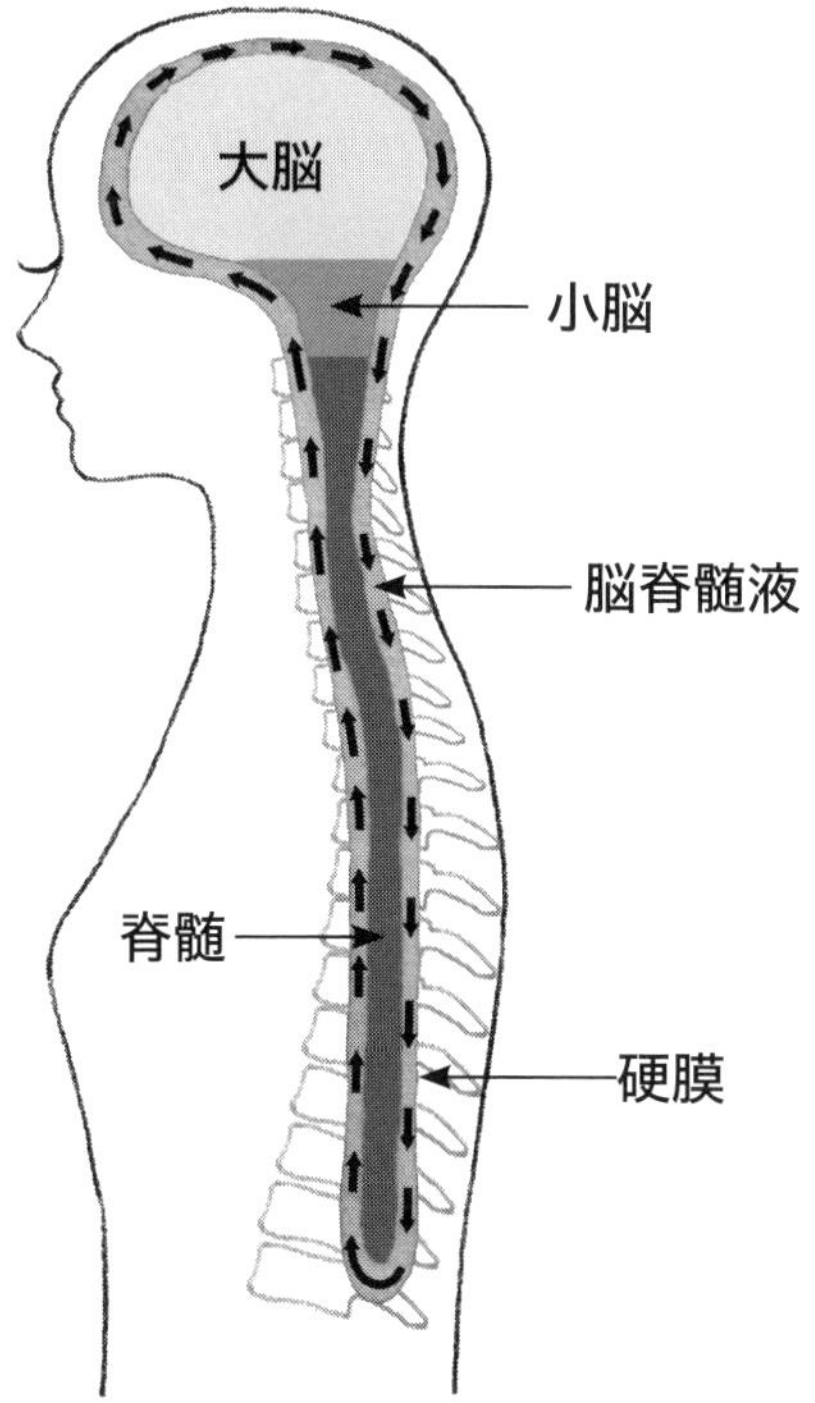

☞私たちの身体には、細胞に栄養素を運び、細胞から排出された老廃物を運び出して処理する「リンパ系」という仕組みが備わっています。
☞脳と脊髄には無色透明の「脳脊髄液」が循環しており、脳と脊髄の血管周囲に沿って移動しながら栄養素を分配し、老廃物を取り除きます。
☞睡眠中には、脳内のグリア細胞の一種である「アストロサイト」が縮んで隙間をつくり、その隙間が脳脊髄液の排水溝のような役割を果たすことがわかっています。これが「リンパ系」のように脳内老廃物を効率よく運び出すことから、グリア細胞とリンパ系をかけ合わせて、「グリンパティック・システム」と呼ばれています。

毒を出す

睡眠環境を整える②

自分に合った睡眠時間をしっかり取る

◎「最適な睡眠時間」には個人差があります

具体的に何時間眠るのが、脳の解毒、ひいては認知症予防に効果的なのかということについては、諸説あります。

明らかなのは、日本人の平均睡眠時間がＯＥＣＤ（経済協力開発機構）加盟国の中で最下位だということです。欧米諸国では8時間を超えていますが、日本は約7・4時間。一方で、全人口における認知症の有病率については、ＯＥＣＤの中で日本はトップとなっています。

そうであれば、8時間以上眠れば認知症は予防できるのかというと、それほど単純な問題でもありません。最適な睡眠時間には、個人差があるからです。目安としては、日中にひどい眠気に襲われて活動に支障をきたすことがなければ、つまり、日中眠くて仕方がないといったことがなければ、充分に睡眠が取れていると考えていいでしょう。

◉快眠ホルモン「メラトニン」の分泌がよりよい睡眠を実現します

睡眠時間をしっかり取るには、「快眠ホルモン」と呼ばれる「メラトニン」の分泌をよい状態に保つ必要があります。

メラトニンは、朝、目覚めて太陽光を浴びてから約14時間後に脳から分泌されはじめます。そして、その2時間後に分泌量が最多に達することから、そのタイミングで眠ると、気持ちよく眠りに入っていけると言われています。

たとえば、毎朝7時に起きて太陽光を浴びた場合は、午後11時頃が入眠に適した時間帯となります。

その後、メラトニンは朝が近づくにつれて分泌が低下し、それと入れ替わるように副腎からの「コルチゾール」の分泌量が増加し、心身の活動スイッチが入って、スッキリと目覚めることができるのです。

ですから、朝目覚めたあとの太陽光を浴びる時刻によって就寝時刻を調整すると、充分な睡眠時間と、質のよい眠りを実現することができます。

毒を出す

睡眠環境を整える③

就寝前と就寝中の「光」に注意

◎蛍光灯やLEDではなくダウンライトがおすすめ

電気による照明が存在しなかった時代、「メラトニン」と「コルチゾール」の分泌バランスは、良好に保たれていたはずです。太陽が沈んで暗くなるにつれ、メラトニンの分泌が高まって眠くなり、明け方に日が昇って明るくなるとメラトニンは減り、コルチゾールの分泌が増えて、誰もがスッキリ目覚めることができていたことでしょう。

しかし現代では、日没後も家の中は蛍光灯やLEDの白色光で昼間のように明るいのが当たり前になっています。これがメラトニンの分泌を妨げ、眠りを邪魔します。

わが家の照明は、調光機能がついている暖色光のダウンライトを活用しています。天井に埋め込むダウンライトだと、部屋全体がやわらかい光に包まれてリラックスできます。調光機能を利用して、時刻とともに暗くするなどの調整をすれば、心身ともに穏やかな状態となり、副交感神経も優位になってスッと眠りにつくことができます。

⦿スマホやパソコンは就寝1時間前にはやめましょう

近年は照明だけでなく、スマートフォン（スマホ）やパソコンの画面を眠る直前まで見ている人が増えており、これが、現代人の眠りに大きな悪影響を及ぼしています。スマホやパソコンの画面から出ているブルーライトは刺激が強く、閲覧内容から得られる情報量も多いため、それらがストレスとなってしまい、本来、夜明けに分泌されるはずのコルチゾールが、ストレスへの対応で入眠前にも分泌されてしまいます。

このような状態で寝床に入っても、なかなか眠りにつくことはできません。やっと眠ったと思っても、質のよい睡眠が得られず、朝の目覚めも悪くなります。さらに、翌日のメラトニンの分泌が遅い時間にずれ込んで眠れないので、またスマホを開くといった悪循環に陥ります。

これでは、眠っている間に脳の毒をきれいに掃除できるはずもなく、アミロイドβの蓄積を促してしまいます。

就寝の1時間前にはスマホやタブレット、パソコンを見るのをやめて、寝室の窓も遮光カーテンでしっかりと光を遮り、照明を消して眠るようにしましょう。

毒を出す

睡眠環境を整える④

観葉植物で寝室の空気を「解毒」する

◎寝具やカーテンに有害物質が含まれていないかチェックしましょう

眠りの質を良化させる上で、意外と見落とされがちなのが、寝室の環境です。住居の中は、脳と身体にとって毒になる有害物質があふれていると言っても、過言ではありません。寝室も同様です。

ベッドのマットレスやカーテン、カーペットなどには、「難燃剤《なんねんざい》」と呼ばれる薬剤が添加されているものが多く市販されています。難燃剤とは、可燃性の素材を燃えにくくする薬剤（ポリ臭化ジフェニルエーテル）のことで、火災が起こったときに延焼を防ぐ上ではとても有用です。

しかし、寝室のようなリラックスする場に、その薬剤を添加した素材があると、心身にさまざまな影響を及ぼすことが考えられます。不安感が増大して落ち着きがなくなったり身体の解毒力が低下したり、エネルギー産生も抑制されてしまいます。

⊙観葉植物を寝室に置くと空気の浄化と心の癒やしに役立ちます

難燃剤のほかにも、寝室をはじめとする室内の建築材料や家具などには、私たちの心身に悪影響を及ぼす化学物質が、多量に使用されていることがあります。

窓を開けて換気をしても、特に都市部では自動車の排気ガスなどの有害物質が入ってきて、かえって室内の空気が汚染されてしまうことも考えられます。

そこでひとつ、よい方法があります。

部屋の中に観葉植物を置きましょう。植物には空気を浄化する働きがあり、植物のある空間は、心も癒やしてくれます。

閉鎖された空間で空気中の毒素を吸着する植物について、NASA（アメリカ航空宇宙局）が調べた研究では、「ドラセナ」「サンセベリア（サンスベリア）」「スパティフィラム」「アロエベラ」「ヘデラヘリックス（アイビー）」などの有効性が報告されています。

寝室の空気中に浮遊している毒から脳と身体を守るためにも、観葉植物を置くことをおすすめします。

毒を入れない

身体の「解毒工場」である肝臓の負担を減らす生活

◎「肝臓の処理能力を超える毒を入れない」ことが大事です

腸の粘膜を通過して体内に入ってしまった毒は、身体の解毒工場である「肝臓」へすみやかに送られます。肝臓の中では、脂溶性の毒を化学分解したり水溶性に変換したりして腎臓や胆嚢《たんのう》へ送り、尿、または便とともに排出する仕組みになっています。

ところが、繰り返しになりますが、現代の生活には毒があふれています。そのため、肝臓が休みなくフル稼働しても、解毒が追いつかない状態になっています。

肝臓で処理しきれない毒は体内に拡散し、身体のあちこちで炎症を引き起こして、病気の火種をつくってしまいます。脳も例外ではありません。そこで、副腎から「コルチゾール」が常時、多量に分泌され、「火消し」に奔走することになるわけです。

そのような状態が続くと、肝臓も副腎も疲れ果てて機能が低下し、脳と身体にどんどんと毒が溜まっていきます。

◎午前2時から4時に目覚めやすい人は要注意です

肝臓の解毒力を保ち、毒を溜めない身体をつくるには、意識して「毒を入れない努力」をする必要があることは、これまでにも説明している通りです。毒がどのように体内に入り、それを防ぐにはどうしたらよいのかを知ることが大切です。

たとえば、アルコールも毒のひとつです。正確に言うと、お酒を飲んだときに生じる「アセトアルデヒド」と呼ばれる代謝産物が有害なのですが、これを分解する酵素の活性は、人によって遺伝的に異なります。お酒に強い人、弱い人がいるのはそのためです。もちろん、そのときの体調によっても異なります。

環境中の毒の多くはお酒と違って、知らず知らずのうちに体内に入り込み、かつ、それらに対する自分の解毒能力を知る術《すべ》がないのが難しいところです。

肝臓は〝沈黙の臓器〟と呼ばれ、そう簡単には音《ね》を上げはしませんが、体内に毒の多い人は、午前2時から4時に目が覚めやすいと言われています。思い当たるふしのある人は特に、自分の身の回りに毒が蔓延していないか、本書を読むことで少しでも意識していただき、肝臓の負担を軽減する生活を心がけましょう。

毒を入れない

食生活①　小麦グルテンはリーキーガットの元凶

◎小麦食品を日常的に食べていると有害物質が入り込みやすくなります

私たちが普段口にしている食品の中にも、腸を荒らして脳と身体に悪影響を及ぼす有害なものがたくさんあります。特に避けたい食物のトップ3が、食卓でお馴染みの「小麦」「乳製品」「白砂糖」です。

まずは、小麦から説明しましょう。

小麦は、リーキーガットの元凶です。小麦に含まれる「グルテン」というたんぱく質の構成成分である「グリアジン（小児の小麦アレルギーなどを引き起こす原因物質）」は、小腸の粘膜を刺激して、細胞同士のつながりをゆるめてしまいます。そのため、小麦を日常的に摂取していると、小腸の粘膜から有害物質が入り込みやすくなります。リーキーガットが起こると、脳の中にも有害物質が容易に入ってしまうこと（リーキーブレイン）は、PART2でお話しした通りです。

⊙脳を守るためには「小麦フリー」の食習慣が望まれます

小麦に含まれるグルテンというたんぱく質には、モルヒネ様化合物が含まれています。つまり、グルテンを過剰に摂ると、集中力の欠如や頭がボーッとするなどの症状が出やすくなるのです。また、前記したグリアジンも、脳の神経伝達に影響を及ぼすと考えられています。

さらに、小麦粉でつくられた市販のパンの多くは、アルツハイマー型認知症の危険因子と言われているアルミニウムを含むベーキングパウダーや、心疾患との関連が懸念されるトランス脂肪酸を含むショートニング、マーガリンが使われています。

小麦は炭水化物の中でも特に血糖値を上げやすい点も、副腎疲労を促し、脳と身体に悪影響を及ぼします。炭水化物の問題点については、74ページで改めて紹介します。

いずれにしても、脳と身体に毒を入れないためには、「小麦フリー」「グルテンフリー」の食習慣が望ましいものです。小麦グルテンはパンだけでなく、うどんやパスタ、ラーメンなどの麺類、ケーキなどのスイーツにも濫用《らんよう》されており、無意識のうちに過剰摂取になっている人が多いのが実情です。

毒を入れない

食生活②

「乳製品が腸にいい」は都市伝説

⊙乳製品に含まれる「カゼイン」が脳を鈍らせてリーキーガットを促します

パン食を好む食習慣が身についていると、牛乳やヨーグルト、チーズなどの乳製品を合わせて食べることも多くなりがちでしょう。乳製品は、「腸にいい」という印象もあると思います。実際、ヨーグルトやチーズなどの発酵食品は、腸内環境をよくする乳酸菌の補給源として広く知られています。しかし実際には、そうしたメリットを相《そう》殺《さい》して余りあるデメリットが、乳製品にはあります。

乳製品に含まれる「カゼイン」というたんぱく質には、「グルテン」と同様にモルヒネ様化合物が含まれています。この化合物が、前節で説明したように脳と身体の働きを鈍らせるほか、腸に強い刺激を与えてリーキーガットを促します。

また、日本人は遺伝的に乳糖を分解する能力が低いため、牛乳を飲むと「おなかがゴロゴロする」人が多いことも、乳製品が腸によくないことを現わしています。

◎パンと乳製品の組み合わせは腸と脳にとって好ましくありません

パンと乳製品は、腸にとって「好ましくないコンビ」と言えます。毎日、パンと乳製品を摂り続けていると、リーキーガットで毒の侵入を許してしまう一方で、脳に必要な栄養素の吸収が悪くなり、イライラしやすくなったり、うつ症状が引き起こされたりすることもあります。発達障害や統合失調症の患者さんの尿には、「グルテン」や「カゼイン」由来のモルヒネ様化合物が、通常よりも多いという報告もあります。

グルテンやカゼインが、脳の働きによくない影響を及ぼしているのは間違いなく、日常的にそれらを摂取していると、認知機能にも影響を及ぼす可能性があります。

ところが厄介なことに、グルテンとカゼインに含まれるモルヒネ様化合物は、「もっと食べたい」という麻薬のような中毒作用があり、パンや乳製品の好きな人は、食べすぎてしまう傾向にあります。そのため、グルテンフリーとカゼインフリーの大切さは理解できても、なかなか実践できないという事実もあるのですが、私たちのクリニックを訪れる患者さんにグルテンフリー、カゼインフリーの食生活への切り替えを提案すると、ほとんどの方が、心身ともに見違えるように元気になられます。

毒を入れない

食生活③ 糖質の摂りすぎは脳を疲弊させる

◎糖質の多い食生活は腸を傷つけるカビの繁殖を促します

砂糖がたっぷり含まれたスイーツ、私たちの主食となる米、小麦などの炭水化物は、腸に棲息《せいそく》する「カンジダ菌」と呼ばれるカビの大好物です。そのため、甘い菓子類やパン、白米などを食べすぎると、腸にカビが繁殖しやすくなります。

カンジダ菌が腸に繁殖すると、それを排除するために免疫細胞が集まってきて「炎症」を起こします。つまり、甘いものや炭水化物の食べすぎも、腸を傷つける原因のひとつとなるのです。

食事のあと、いつもおなかに張りを感じるような人は、カンジダ菌が腸内に増えている可能性があります。腸内に増えたカンジダ菌が「悪玉菌」の発酵を促し、ガスを発生していると考えられるのです。おならや便が臭いこともひとつの目安になります。腸内環境がよい状態に保たれている人は、おならや便が臭くありません。

◎脳にアミロイドβを増やす一因になる可能性もあります

糖質の多い食生活を送っていると、食後の血糖値の乱高下《らんこうげ》が起こりやすくなります。「血糖値スパイク」と呼ばれる状態です。

本来、食事を摂ると膵臓《すいぞう》から血糖値を下げるホルモンである「インスリン」が分泌され、血糖値の上昇はゆるやかに推移します。ところが、糖質を摂りすぎると血糖値は急上昇。それを抑制しようとインスリンが多量に分泌されることによって、今度は血糖値が急降下して低血糖の症状となり、全身が不調に陥ります。血糖値スパイクは血管壁を障害してプラーク（こぶ）を生じさせ、血栓症を引き起こす要因となります。食後にいつも、強い眠気を感じたり、疲労感、イライラ、不安感、集中力の低下などが見られたりする人は、血糖値スパイクを疑う必要があります。

糖質は、脳にとって唯一のエネルギー源なのですが、過剰に摂ると一転して、脳を疲れさせる要因となってしまいます。血糖値スパイクでインスリンの分泌量が増えると、記憶力が衰えやすくなり、アルツハイマー型認知症の人の脳に多く見られる「アミロイドβの蓄積」が起こる可能性も指摘されています。

毒を入れない

食生活④ 食生活は和食中心に

◎和食中心の食生活を2週間試してみてください

さてここまで、避けたい食品ベスト3を紹介してきました。

3つの食品のうち、小麦と乳製品については、「できるだけ食べない」ことが原則です。一方、糖質については、前術したように、脳にとって唯一のエネルギー源なので、大幅に摂取量を減らすと脳の働きが低下してしまいます。ですから、糖質は食べる量と食べ方を工夫するようにしましょう。

パンやピザ、パスタ、ヨーグルト、スイーツが大好きな人にとっては、「そんな食生活は無理」「食事制限するほうがストレスになる」と思うかもしれません。

たしかに最初は、ある程度の決意が必要となります。そこで、私たちのクリニックへ来られる患者さんには、「まずは2週間だけ、和食中心の食生活を試してみてください」と伝えるようにしています。

⊙米粉のパンなら大丈夫です

和食中心の食生活にすると、食卓から自然に小麦と乳製品が消えていきます。主食の糖質はパンから米に換わり、みそや漬物などの植物性食品から乳酸菌を補給できます。牛乳がないと口寂しいという人は、豆乳を飲むようにしましょう。

また、どうしてもパンを食べたい人は、小麦粉ではなく、米粉を使ってつくられたパンに換えるのも、よい方法です。

とにかく、2週間続けてみてください。必ず何らかの気づきがあるはずです。いつもより便通がよくなったり食欲が出てきたり、朝すっきり起きられるようになったり、心が落ち着いたりなど、副腎疲労の症状が緩和されてくるのを実感できるでしょう。

そうすると、「もうちょっと続けてみようかな?」という気持ちになります。そして「あと1週間」「もう1週間」と続けるうちに、心身の調子がどんどんよくなっていき、以前ほどパンや乳製品を食べたいと思わなくなる人がほとんどです。

たまにパンを口にすると何となくイラついたり、翌日便秘になったりして、身体が受けつけなくなってしまうようになる人もいるほどです。

毒を入れない

食生活⑤ 食品添加物と残留農薬を避ける

◉忙しい現代人には便利な加工食品の落とし穴

スーパーマーケットやコンビニエンスストアの陳列棚には、さまざまな種類の加工食品が、色とりどりに並んでいます。

加工食品とは、食品を長持ちさせたり、食品の色・香り・味などの嗜好性《しこうせい》を高めたり、調理の簡便性をよくしたりすることなどを目的として、本来の自然の食品に何らかの加工を施したものを指します。

レトルト食品、冷凍食品、インスタント食品、菓子類のほか、ハム・ソーセージなどの練り製品、肉・乳・野菜の加工品、調味料などが、これに該当します。

とかく忙しい私たち現代人にとっては、調理時間の短縮にもつながり、味もおいしく調味されていて、安価に入手できることから、一人暮らしの若者から高齢者世帯まで、幅広く利用されています。

◎「ヘルシー」を謳う加工食品にも食品添加物が含まれています

近年は「カロリー控えめ」とか「栄養バランスがいい」など、「ヘルシーさ（健康的）」を売り文句にする加工食品も増えています。

しかし、加工食品には食品添加物がとても多く含まれていることを忘れてはいけません。たとえカロリーが控えめでも、たとえ栄養バランスがよくても、自然界に存在しない人工的な食品添加物は、やはり身体にとっては毒ですから、肝臓がフル稼働して処理せざるを得なくなるのは必然です。

肝臓が処理しきれない毒は、血流に乗って全身を巡り、身体の各所に炎症を起こします。こうした状況が副腎疲労を引き起こし、脳と身体にも影響を与えることは、これまでお話ししてきた通りです。

できるだけ自然の食材を調理して食べることが望まれますが、加工食品ではなくても、抗生物質が含まれていたり、残留農薬まみれだったりする場合が多いのも事実です。ここまで食品汚染が進んでいる現状では、リスクの少ない食品を扱う宅配業者を利用したり、産直販売のものを購入したりするのも、ひとつの自衛手段となります。

毒を入れない

食生活⑥「カビ毒」に汚染された食品に注意

◎外国産のナッツとドライフルーツは避けたほうが無難です

「カビ毒」による食品汚染も、深刻な環境ストレスとして世界的に問題視されています。カビ毒というのは、カビがつくり出す有害な化学物質のことです。「マイコトキシン」とも呼ばれます。

カビ毒に汚染されていると考えられる食品としては、外国産のナッツ類とドライフルーツが、まず挙げられます。どちらも、一般的には「身体によい食品」というイメージがあると思います。ナッツとドライフルーツ自体が悪いわけではなく、海外から輸入されるものは、高温多湿の地域から船で長時間かけて運ばれてくるため、カビ毒が大量に含まれていると考えられるのです。

仮に「オーガニック」と記載のあるものでも、外国産であれば、できるだけ避けたほうが無難です。

⊙カビ毒は生活環境の中にも潜んでいます

トウモロコシや麦なども、カビ毒のリスクが高い食品です。

したがって、トウモロコシを原料としてつくられるコーンシロップやブドウ糖果糖液糖も、カビ毒に汚染されている可能性が高いと言えます。安価で甘味を添加できるため、ジュースやデザート類などには必ずといっていいほど使われています。

同じ理由から、パンなどの小麦製品も、カビ毒のハイリスク食品です。

カビ毒は、食品だけでなく、生活環境の中にも潜んでいます。たとえば、年中、除湿器がないと部屋や家具にカビが生えてしまうような住居で暮らしていると、カビ毒がどんどん体内に蓄積し、脳と身体に悪影響を及ぼすことが考えられます。

カビ毒が体内に蓄積すると、文字が読み取りにくくなったり、パーキンソン病のような神経系の障害を起こしたり、また、認知機能の低下、ひいては認知症発症の引き金になるという報告もあります。ちなみに、エアコンをこまめに掃除しないまま稼働し続けると、カビ毒を部屋中に巻き散らすことになります。

汚染食品を口にしないとともに、生活環境の見直しも大切です。

毒を入れない

食生活⑦ 玄米は糖質制限する上で理想的

◎糖質制限は腸を守る上でとても有効

糖質（炭水化物）については、ダイエットを目的に制限している人も多いと思います。糖質制限で体重が減る背景には、カンジダ菌も関係しています。

糖質の摂りすぎで腸内にカンジダ菌が増えると、リーキーガットで腸の働きが衰え、吸収しにくいたんぱく質を取り込みにくくなる一方で、吸収されやすい炭水化物や脂質は取り込まれるというアンバランスが生じます。

たんぱく質は、エネルギー源であると同時に、筋肉や血管、皮膚、骨をつくる材料として、あるいはホルモン、免疫細胞、脳の情報伝達物質を生成する上でも欠かせない栄養素です。ですから、たんぱく質が不足すると、あらゆる組織に不調が生じます。するると、身体に吸収された炭水化物や脂質も充分にエネルギーとして利用されないまま「内臓脂肪」として蓄積し、特におなか周りが目立ってきてしまうのです。

◎無理は禁物です

糖質制限でカンジダ菌の増殖が抑えられると、たんぱく質の吸収が回復して心身の不調が改善され、脳の神経伝達も活発になります。また、リーキーブレインによって脳に毒が入るのを防いだり、体内で解毒の役割を担っている肝臓や腎臓、汗腺などの働きを活発に保ったりするためにも、糖質制限はとても大事です。

前節で主食を米に換えるとよいと説明しましたが、糖質制限をするには白米よりも、糖質の吸収がゆるやかな玄米を選ぶのが理想です。白米はすぐに血糖値を上昇させるので、血糖値スパイク（75ページ）を誘発する恐れがあります。

玄米食に慣れるまでは、おかずに合わせて玄米の日をつくるとか、白米に玄米を少し混ぜて食べるといった感じで、少しずつ玄米に味覚を慣れさせていくのも、ひとつの方法です。

ただし、玄米を食べるとおなかが張って苦しい人は、無理して玄米を食べる必要はありません。そういうときは、白米を食べる前に野菜たっぷりの味噌汁などを飲むようにすると、血糖値スパイクを防ぐことができます。

◉おやつはナッツや梅干しに換えましょう

過度のストレスで副腎疲労を抱えている人は、甘いものを食べると一時的に元気になることがあります。そのため、少し疲れを感じると、すぐにチョコレートなどを食べることが習慣になってしまっている人が少なくありません。

しかし、空腹時に砂糖たっぷりの菓子類を食べるのは禁物です。血糖値スパイクを招くからです。小腹が空いたときはナッツや梅干し（食品添加物が少なくて、しょっぱいもの）を摂ると、空腹感がかなり癒やされます。

また、「糖質ゼロ」を謳う飲料や菓子類に含まれている人工甘味料の摂取も避けましょう。甘いものが食べたくなったときは、季節の新鮮な果物がおすすめです。旬の果物は、ビタミンやミネラルの補給にも役立ちます。

麺類も、ラーメンやうどん、やきそばなどは避けて、そば粉100％の十割そばをできるだけ選ぶようにします。

糖質をいかに上手に摂るかは、身体だけではなく脳の働きを活発に保つ上でも、とても大切なことです。

毒を入れない

日光浴で免疫力を向上させる

◎「ビタミンD」が「バリア機能」を高めます

私たちのクリニックでは、免疫力向上、つまり「毒を入れない」という観点から、「日光浴」を推奨しています。太陽光を浴びるのは、たしかに「紫外線」の影響が心配ですが、近年は、日光浴による「ビタミンD」の産生によるメリットが、そのほかのデメリットよりも大きいと考えられています。

ビタミンDには、私たちの「免疫機能」を適切に調整する働きがあり、体内に細菌やウイルス、有害物質などの異物が侵入してきた際に、最適な免疫機能を促す役割を果たしていると言われています。また、ビタミンDは「タイトジャンクション」のたんぱく質を制御し、バリア機能を高めることで脳や腸、皮膚を守ります。

さらには、新型コロナウイルス感染症関連においても、ビタミンDの血中濃度が高いほうが重症化しにくい傾向があることも確認されています。

毒を入れない

鼻から入ってくる「経鼻毒」にも要警戒

◎鼻から入った毒は血液中に直接入って全身を巡ります

有害物質があふれている現代社会では、鼻からも絶え間なく毒が入ってきます。

口から消化管へ入った毒は、これまでお話ししてきたように、腸の粘膜が健康であれば、便とともに肛門から出ていきます。口から肛門へとつながる消化管は、身体の内部を貫通している「トンネル」のようなものなので、身体に必要のないものは、基本的には通り抜けていきます。

一方、呼吸によって鼻から取り込まれた毒は、鼻の粘膜または肺の細胞に張り巡らされた血管から直接的に血液中に入り、全身を巡ります。

それらの一部は、汗や尿とともに排泄されますが、アルミニウムや水銀、カドミウム、鉛などの金属は、血液中にいったん入ると、排出されることなく体内にどんどん蓄積されていきます。私たちにとっては、看過できない事実です。

⦿化粧品にもアルミニウムが使われています

「鼻から吸いこむ」というと、自動車などの排気ガスや黄砂、PM2・5、タバコの煙といった大気汚染物質が、まず頭に浮かぶと思います。しかし、「経鼻毒《けいびどく》」にはさらにさまざまなものがあり、私たちの身の回りにも、発生源がたくさんあるのです。

前述したカーテンやマットレスなどの難燃剤をはじめ、防虫剤、洗剤、消臭剤、芳香剤、カラーリング剤、シャンプー・トリートメント、歯磨き粉、ドライクリーニング溶剤など、書き出せばきりがないほどの毒が、四六時中、鼻から入って血流に乗り、全身を巡っているのです。

さらに、顔面に塗布するファンデーションなどの化粧品にも、発色をよくするためにアルミニウムなどの金属が使われています。ファンデーションの成分表に「水酸化Al」と記載があれば、それがアルミニウムです。

アルミニウムは認知症との関連が指摘されており、アルミ缶飲料、アルミ鍋などから入ってくるものも含めると、中高年者では相当の蓄積量になっていると予想されます。経鼻毒の解毒は難しいので、「とにかく入れない」ことが先決です。

毒を入れない

魚油に豊富なオメガ3脂肪酸でリーキーガットを予防・修復

◎魚油のDHA・EPAは脳と腸の両方を毒から守ります

魚の油に豊富に含まれる「オメガ３脂肪酸」は抗炎症作用が高く、細胞膜の安定化に役立ちます。そのため、腸の粘膜の炎症が引き金となるリーキーガットの予防と改善にも効果が期待できます。

オメガ３脂肪酸は、魚の中でもイワシやサンマ、サバといった青魚に多く含まれています。ＥＰＡとＤＨＡの２種類あって、このうちＤＨＡは「血液脳関門《けつえきのうかんもん》」を通過することが知られています。つまり、脳にとって欠かせない働きをしている証拠です。

実際にＤＨＡは、神経細胞同士の情報伝達をよくしたり、セロトニンの生成を促したりすることが知られています。脳に毒が入って炎症を起こしたときも、それを抑えると考えられています。さらに、オメガ３脂肪酸は、血液をサラサラにすることから、脳の血流もよくなります。若々しい脳を保つ上で欠かせない成分と言えるでしょう。

◎DHAは認知症の予防効果も知られています

脳の中でも、DHAは記憶に関係する「海馬」と呼ばれる部位に多く存在し、血液中のDHA濃度が比較的高い人は、認知症の発症率が低いことも確認されています。

魚は和食の主材料でもありますから、「青魚を中心に積極的に食べましょう！」と言いたいところですが、実は魚には水銀やダイオキシンといった有害物質が含まれています。

特に、海の食物連鎖の上位に位置するマグロ、カジキ、サメ、ヒラメ、アンコウなどの魚は、有害物質の蓄積量が多いことが推測され、日常的に食べると脳や神経系に悪影響を及ぼす可能性が示唆されています。いちばん心配なのはマグロです。日本人はマグロが好きな人が多いのですが、食べる頻度をせめて減らすようにしましょう。魚介類を食べるときは「まな板サイズ」のものを選ぶのが賢明です。

DHAやEPAのサプリメントも市販されていますので、そうしたものを活用するのもよい方法です。また、魚以外でも、アマニ油、シソ油、エゴマ油なども、オメガ3脂肪酸の補給源となります。

毒を入れない

排気ガスは有害物質

⊙交通量の多い幹線道路はできるだけ避けて

自動車やオートバイの排気ガスには、私たちの脳と身体を害するさまざまな有害物質が含まれています。

たとえば、排気ガス中の一酸化炭素は、血液中で酸素を運んでいる「ヘモグロビン」と結合して、全身の細胞に酸素を届ける働きを阻害します。また、炭素と水素が結合した炭化水素は、「光化学オキシダント」を生成し、目のかゆみ、呼吸障害を引き起こす原因となります。さらに、二酸化炭素が増えると、めまい、頭痛を引き起こし、命を脅かす症状を引き起こすこともあります。

このように、ガソリンなどの石油燃料を燃やしたときに発生する毒は、人体および環境に大きな悪影響を及ぼします。ですから、大型車両の交通量の多い幹線道路はもとより、車通りの激しいところには、あまり近づかないことが賢明です。

「脳を解毒する」毎日の習慣

2
肉体ストレスのゆるめ方

身体は動かしすぎても動かさなくてもストレスになる

⊙肉体ストレスを自覚していないこともあります

「肉体ストレス」とは、身体を酷使することによる過度の疲労や痛み、外傷、病気、あるいは身体にしっくりこない違和感なども含まれます。

たとえば、長時間労働や運動のしすぎによる極度の疲労は、肉体ストレスの典型です。また、いつも使っている枕の高さがなんとなく合わない、デスクワークで使っているイスの座り心地が悪い、キッチンのシンクが高くて使いづらい、あるいは靴や服のサイズが合っていないといったことも、本人の自覚のあるなしにかかわらず、肉体ストレスとなります。

さらに、スマートフォンやパソコンの普及によって、目のトラブルを訴える人も急激に増加しています。ブルーライトが目に与える影響だけでなく、長時間にわたって同じ距離の画面を凝視することも、目と身体に大きな負担をかけます。

◉身体をあまり動かさない生活も肉体ストレスの原因に

肉体ストレスは、身体を酷使することとは逆の、身体をあまり動かさない生活でも生じます。運動不足で筋肉が減ると、筋肉に多く存在する「ミトコンドリア」の量と質が低下して体力が失われ、脳の働きも鈍ってしまいます。

また、筋肉から分泌される、炎症を抑える物質（マイオサイトカイン）も減少し、リーキーガットやリーキーブレインのリスクが高まります。さらに、骨も弱くなると同時に、体幹を維持する力も衰え、中高年世代では転倒による骨折で、寝たきりの状態や認知症の発症につながる危険性も大きくなってきます。

肉体ストレスは、環境ストレスと重なるところが多々あります。環境ストレスは、結果的に肉体に負担をかけるからです。食品中の添加物や残留農薬、カビ毒のほか、呼吸で鼻から入ってくる有毒物質、睡眠不足、不規則な生活習慣などはその代表です。

食事については、一度に食べる量や、食べる時間帯によっても、肉体ストレスとなります。このあと紹介する「肉体ストレスを軽減する方法」は、環境ストレスで心身に何らかの影響を受けている人にも、試していただきたいと思います。

ストレスに過敏な人は「原始反射」が残っている?!

◎幼少期に身体を動かさないで過ごすと副腎疲労になりやすい?!

以前は「子どもは風の子」と言って、特に就学前の子どもたちは、わずかな時間でもジッとしていることなく、外を駆け回って遊んでいる光景が当たり前でした。転んでひざをすりむいて出血しても、本人はもとより、親も特に心配することなく、「子どもというのはそういうものだ」という共通認識があったように思います。逆に、子どもが静かにおとなしくしていると、「何か病気ではないか?」と心配したものです。

しかし近年は、幼少期から学習塾や習い事などに通い、1日に何時間も机に向かって勉強している子どもたちが珍しくなくなりました。

もちろん、時代とともに価値観や生活習慣が変わるのは当然で、それを否定するつもりはありません。ただ、幼少期にあまり身体を動かさずに過ごすと、本来は成長とともに消える「原始反射」が残り、副腎疲労につながりやすいところが心配です。

◎ちょっとしたことで驚きやすい人は心身が疲れ切っています

「原始反射」というのは、人が生まれながらに持っている反射機能のことです。

たとえば、生まれたばかりの赤ちゃんは、誰に教わったわけでもないのに、母親の乳首にキュッと吸いつき、上手に母乳を飲みます。また、大きな音に驚いたとき、両手でキュッとしがみつく動作をします。これらはいずれも、原始反射のひとつです。

このように乳幼児には、生き延びるために必要な反射機能が、本能として備わっています。しかし、やがて成長し、遊びなどを通じてさまざまな経験を重ねるうちに、自分にとって何が危険で何が大丈夫なのかを、脳と身体の両方で学んでいきます。

ところが、屋外で自由に走り回って遊ぶような経験がほとんどないまま成人になると、原始反射が消えずに、ちょっとしたことで驚いたり動揺したり、怯《おび》えたりして、脳と身体が常に緊張状態に置かれます。それが心身を疲弊させて、副腎疲労につながるのではないかと、私たちは懸念しています。次ページに、原始反射のチェックリストを掲載しました。該当する項目がひとつでもあれば、原始反射が残っている可能性があります。98ページから紹介するエクササイズを実践してみてください。

「原始反射」チェックリスト

□大きな音や光に敏感だ。
□臆病・怖がりだ。
□姿勢が悪い・クネクネしていると言われる。
□イスの背もたれに思い切り寄りかかるのが怖い。
□イスに座ると同じ側の腕や足が伸びてしまう。
□イスに座って食事をしたり字を書いたりするときに片ひざを立てることが多い。
□細かい手作業が苦手だ。
□文字を書くのが遅い。
□乗りもの酔いしやすい。
□階段を下りるのが苦手だ。

主な「原始反射」の種類

名称	どんな反射？	この反射が残っていると？	おすすめストレッチ
緊張性迷路反射（TLR）	仰向けであごを引くと四肢が屈曲し、うつ伏せで頭を後屈させると四肢が伸びる反射。	動くものを目で追うのが苦手。バランス感覚が悪い。乗り物酔いをしやすい。階段を下りるのが苦手、など。	**ポップコーンのストレッチ** ☞98ページ
ランドウ反射	うつ伏せになって頭を後屈させると脊柱と下肢が伸びて、頭を前屈させると脊柱と下肢が屈曲する反射。	バランス感覚が悪い。手と足を協調させる動作が苦手、など。	**スーパーヒーローのストレッチ** ☞99ページ
脊髄ガラント反射	乳児の腰周辺の背骨の片側をなでると、同じ側のおしりが持ち上がったり、同じ側に屈曲したりする反射。	背骨の刺激に敏感。イスに座っても落ち着かない、など。	**花火のストレッチ** ☞100ページ
対称性緊張性頸反射（STNR）	乳児がうつ伏せの状態であごを上げると腕が伸びて足が屈曲し、あごを下げると腕が曲がって足が伸びる反射。	腕を伸ばしているとひざを曲げたくなる。腕が曲がっているとひざを伸ばしたくなる。イスに座るときイスの足に自分の足を絡める、など。	**ネコのストレッチ** ☞101ページ
モロー反射	乳児の顔を正面に向けて上体を少し起こしたあと、頭を急に落とすように動かすと、両腕をバンザイするように大きく伸ばして広げ、ゆっくりと何かに抱きつくような動作をする反射。	少しの刺激で驚いたり、ビクビクしたりしやすい。緊張しやすい。不安になりやすい、など。	**ヒトデのストレッチ** ☞102ページ
非対称性緊張性頸反射（ATNR）	乳児を仰向けに寝かせて首を一方に向けると顔面側の手足が伸び、後頭側が屈曲する（首を右に向けると右の手足は伸び、左の手足が曲がる）反射。	片方の手が「お留守」になることが多い。字を書くときの姿勢が悪い。字を読むのが苦手。キャッチボールが苦手。ケガが多い、など。	**ウマのストレッチ** ☞104ページ

「原始反射」を解消！

ポップコーンのストレッチ

1 ▶ひざを立てて仰向けに寝ます。

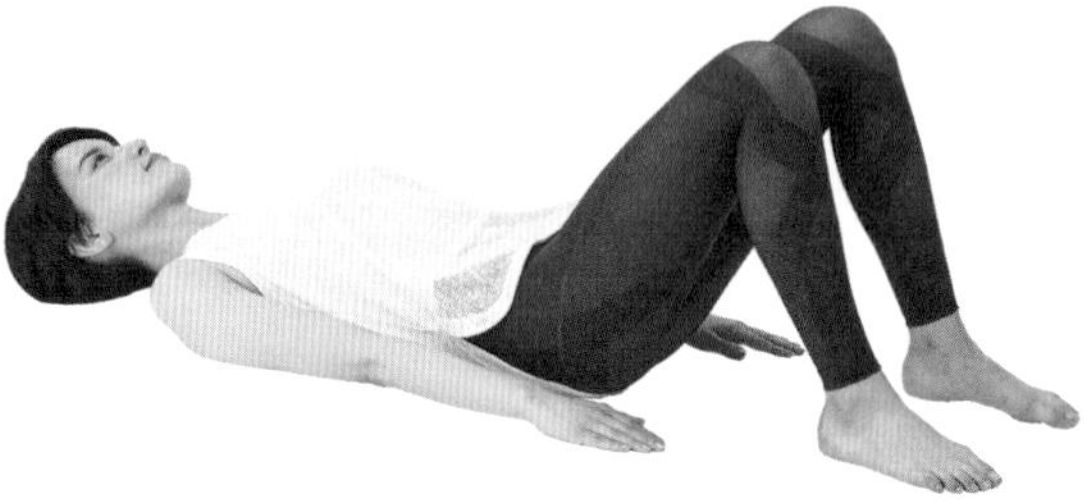

2 ▶胸の上で両腕を交差させ、両足も交差させます。

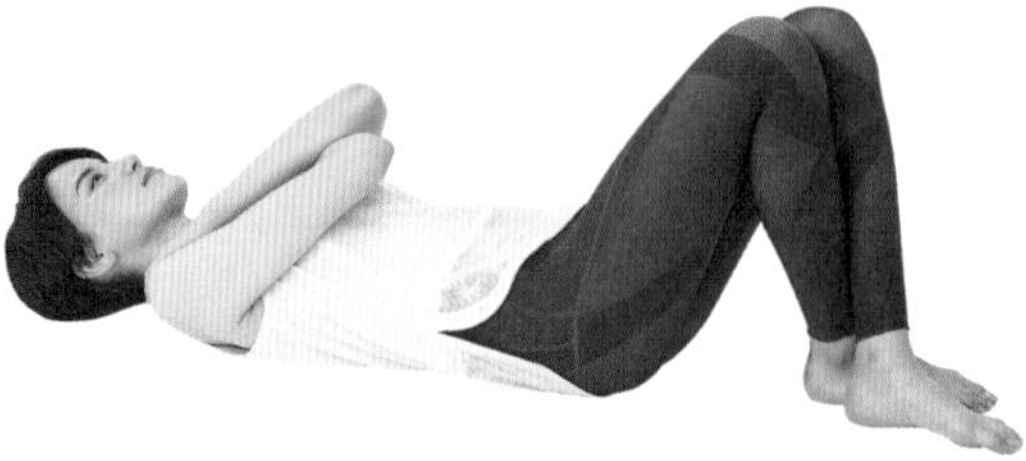

3 ▶ひざを引き寄せ、頭を起こして腕の中に入れるようにして体を丸めます。

体を丸めるときには、手と足をしっかり交差させたままで

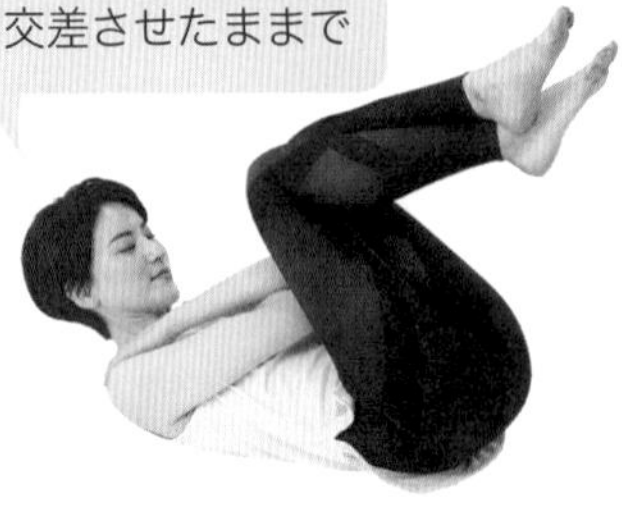

難しいときは、両腕でひざを抱えて丸まれば大丈夫！

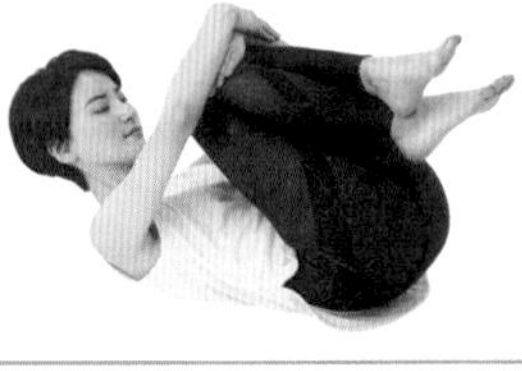

「原始反射」を解消！

スーパーヒーローのストレッチ

1 ▶うつ伏せに寝ます。

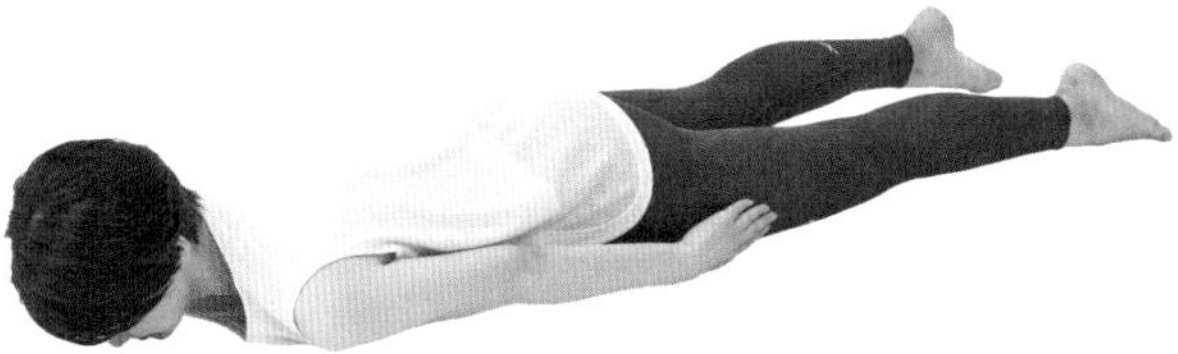

2 ▶両手両足を床から離して、できるだけ大きく伸ばします。

▶スーパーヒーローになったイメージで。

▶5秒維持したら手足を下ろします。

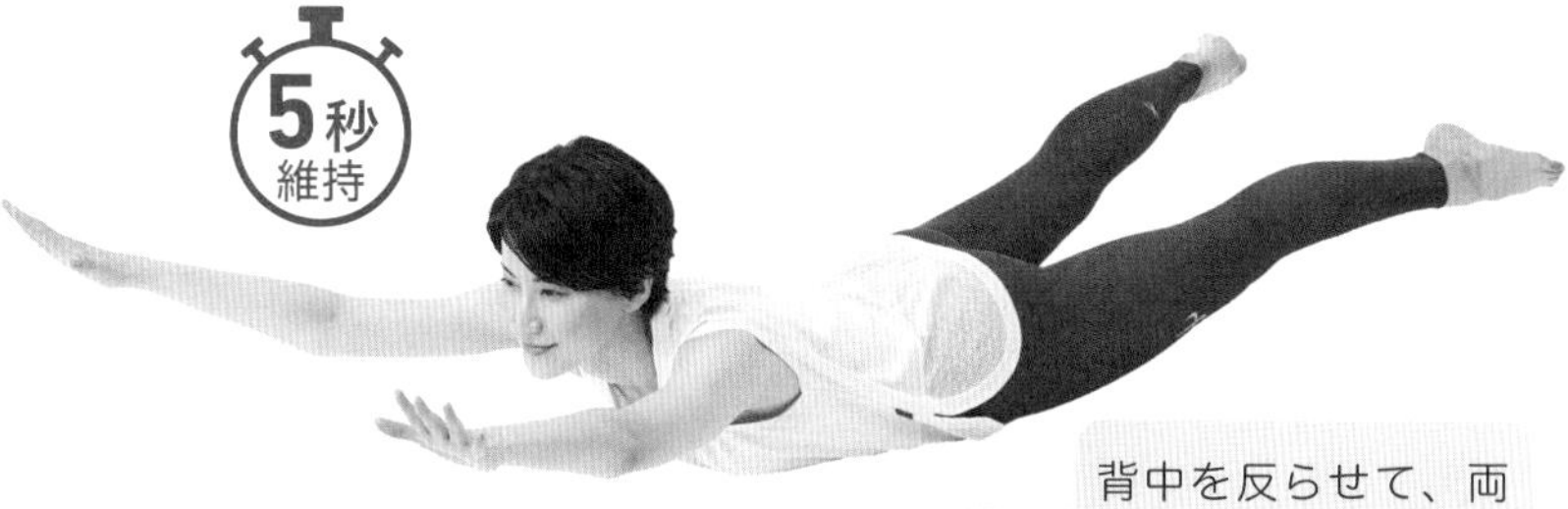

背中を反らせて、両手両足の先に意識を集中しましょう

「原始反射」を解消！

花火のストレッチ

1 ▶仰向けに寝て、両腕を頭上に伸ばします。

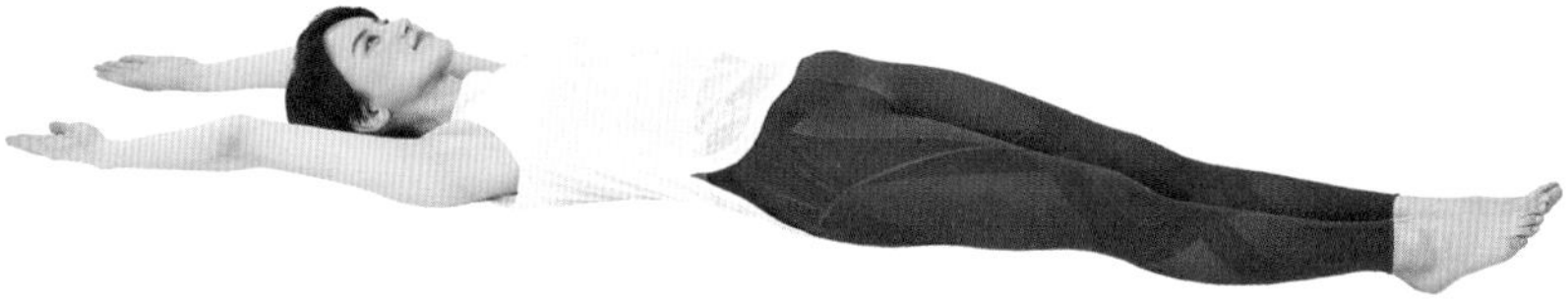

2 ▶そのままゆっくり両腕を外側に広げます。
▶同時に両足も開いて、大の字になりましょう。

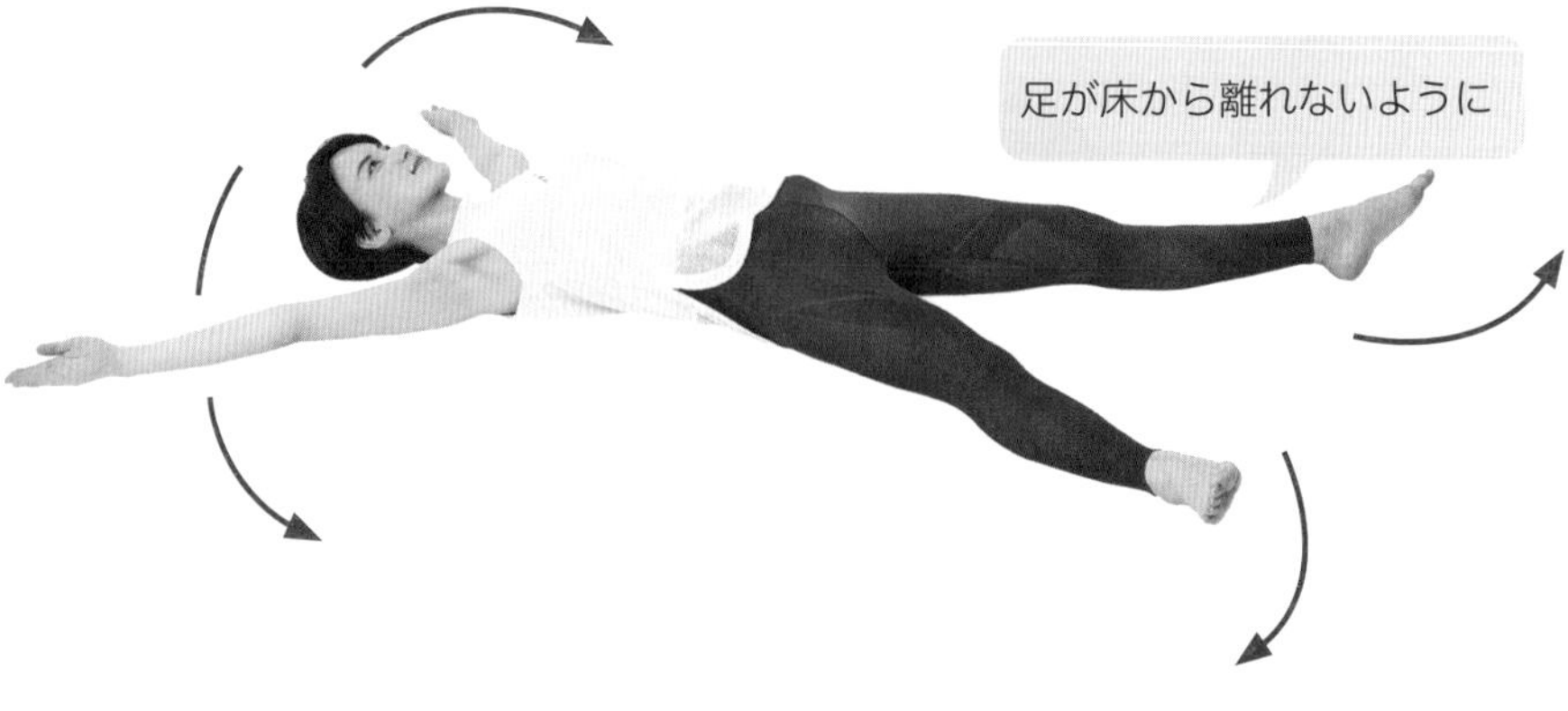

「原始反射」を解消!

ネコのストレッチ

1 ▶両手両足を床について、四つ這いの姿勢になります。

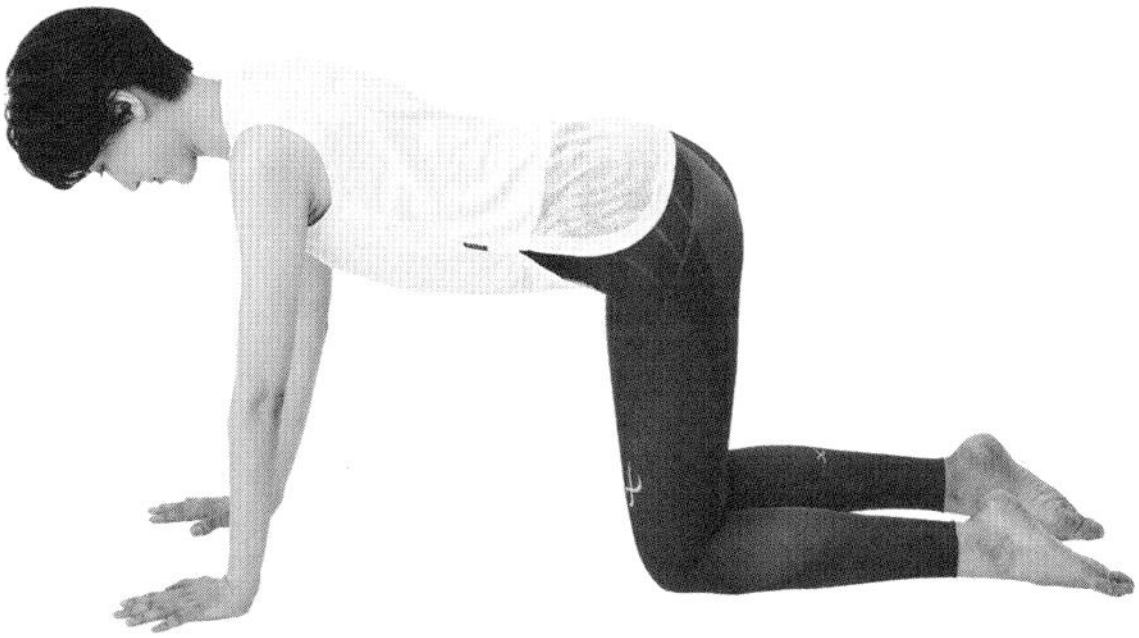

2 ▶お尻をゆっくりとかかとに近づけていきます。
▶同時に頭を体の中に収めるようにします。
▶5秒維持したら1の姿勢に戻ります。

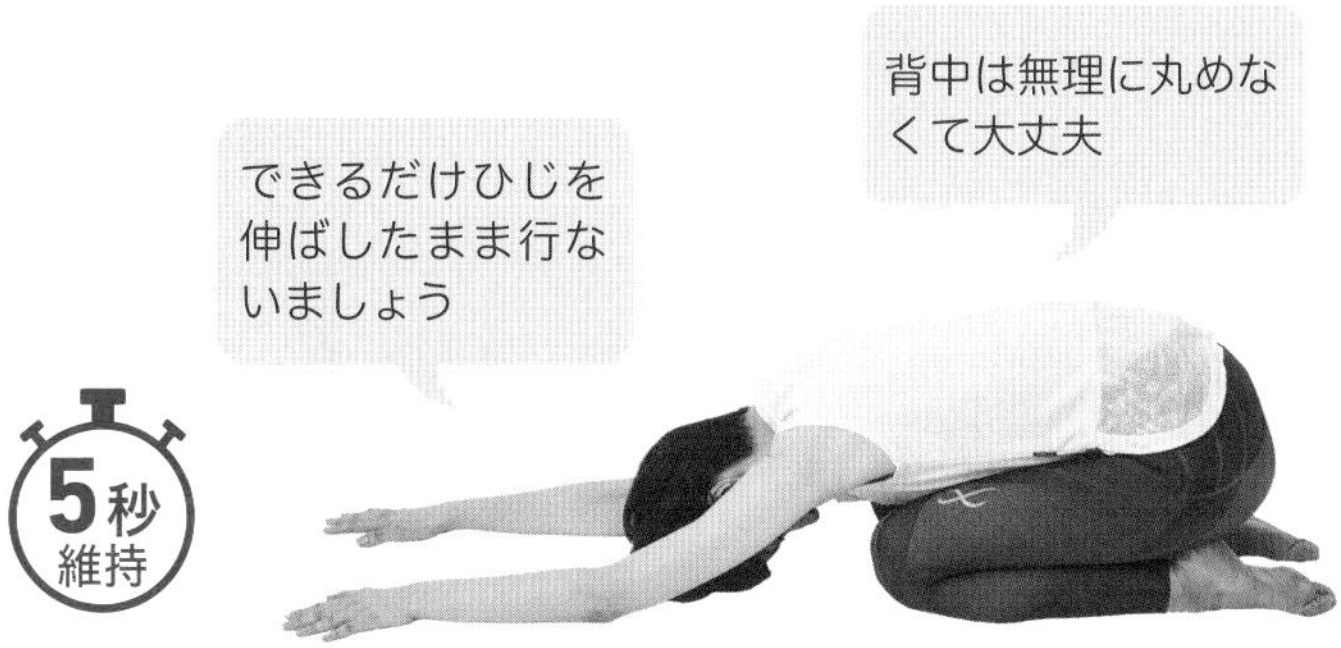
背中は無理に丸めなくて大丈夫
できるだけひじを伸ばしたまま行ないましょう
5秒維持

「原始反射」を解消!

ヒトデのストレッチ

1

▶背もたれのないイスに腰かけます。
▶口から息を吐きながら頭を下げ、腕と足を交差させた状態で5秒間息を止めます。

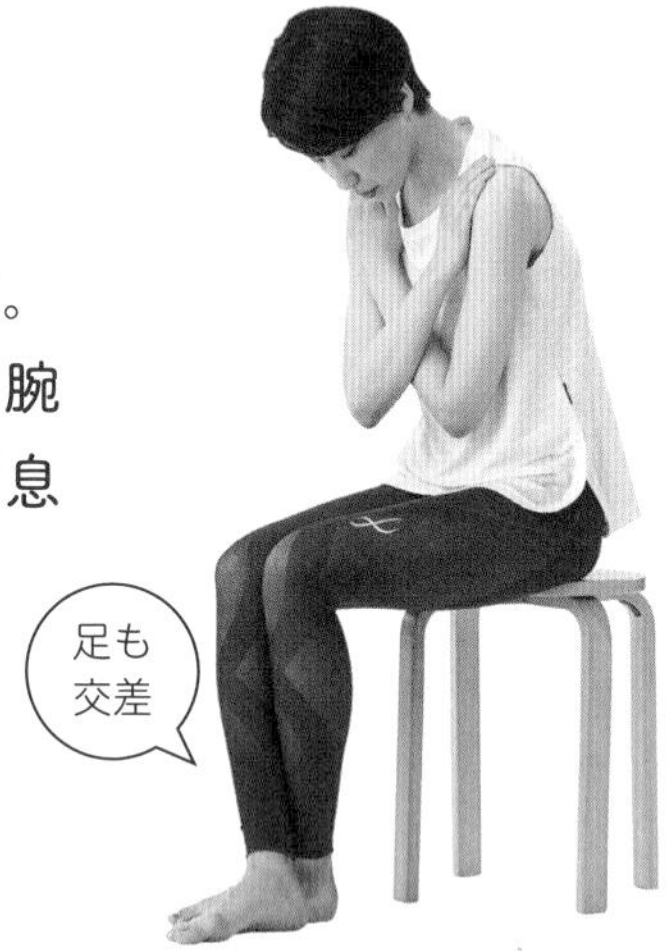
足も交差

2

5秒維持

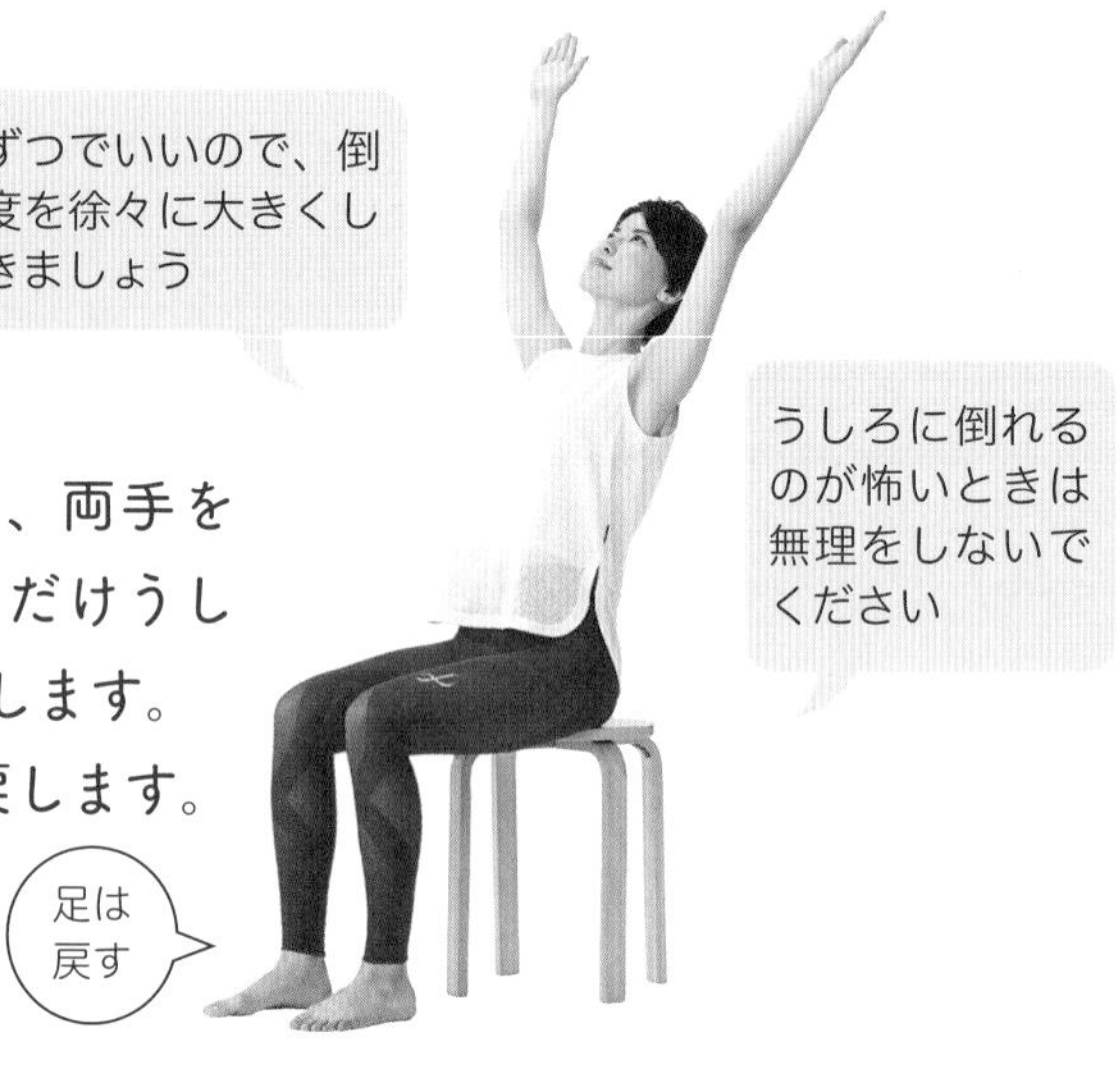
少しずつでいいので、倒す角度を徐々に大きくしていきましょう
うしろに倒れるのが怖いときは無理をしないでください
足は戻す

▶鼻から息を吸いながら、両手を広げ、上半身をできるだけうしろに倒して姿勢を維持します。
▶5秒維持したら姿勢を戻します。

座ってうしろに倒れるのが難しいときは寝転がってやってみましょう！

1

▶仰向けに寝て、腕と足をできるだけ近づけます。
▶首ももちあげて5秒間息を止めます。

体を丸めるときは、おへそを見てできるだけ小さくなりましょう

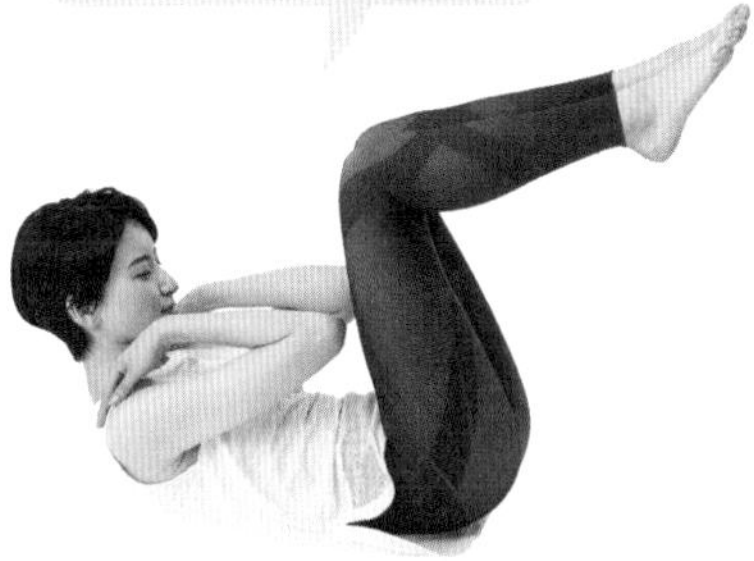

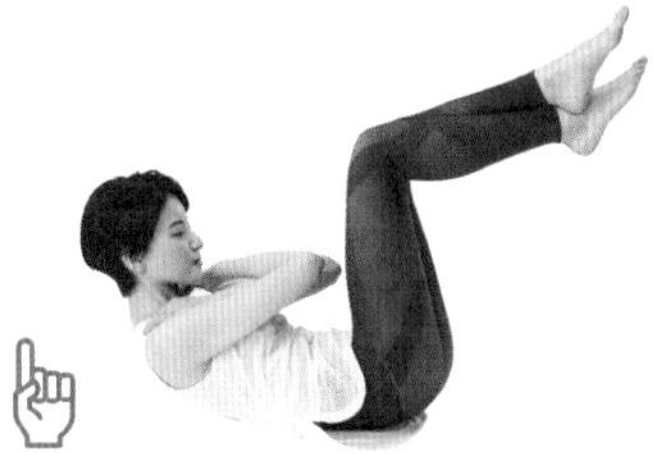

腕と足を交差させながら丸くなると、さらに効果的！

2

▶鼻から息を吸いながら、両腕と両足をできるだけ大きく伸ばします。

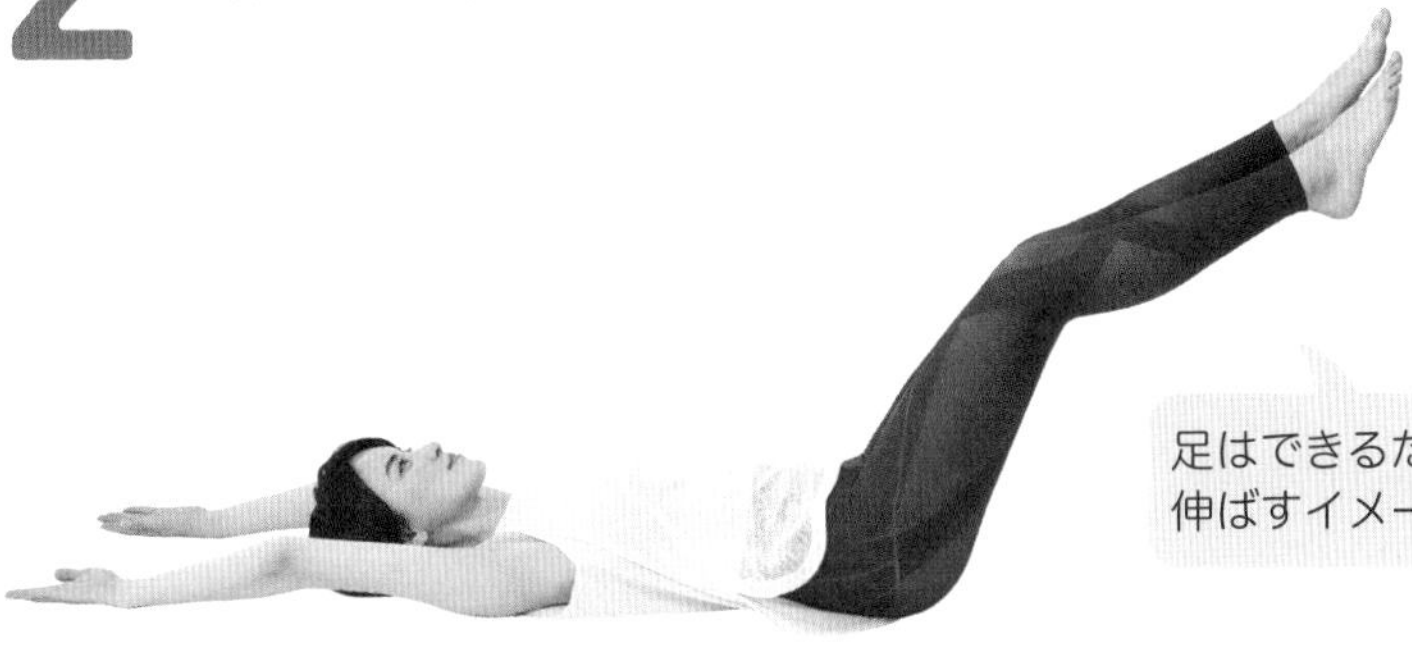

足はできるだけ遠くに伸ばすイメージで

「原始反射」を解消！

ウマのストレッチ

1 ▶両手両足をついて、四つ這いの姿勢になります。

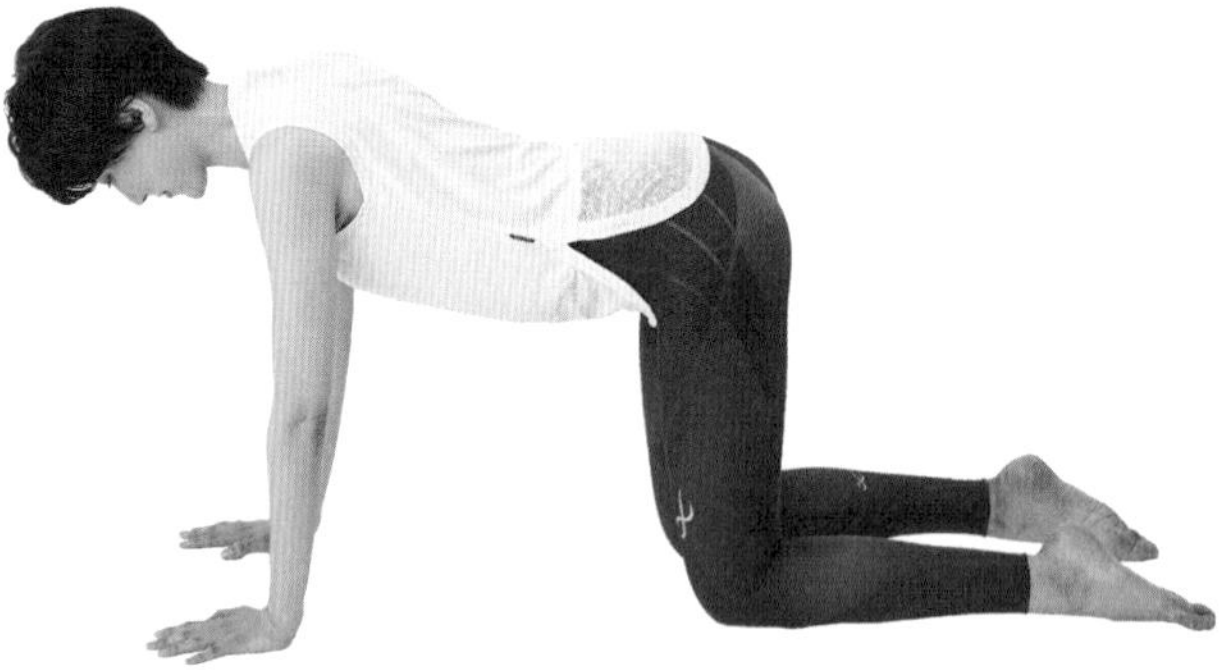

2 ▶1の姿勢のまま、顔だけを左に向けます。

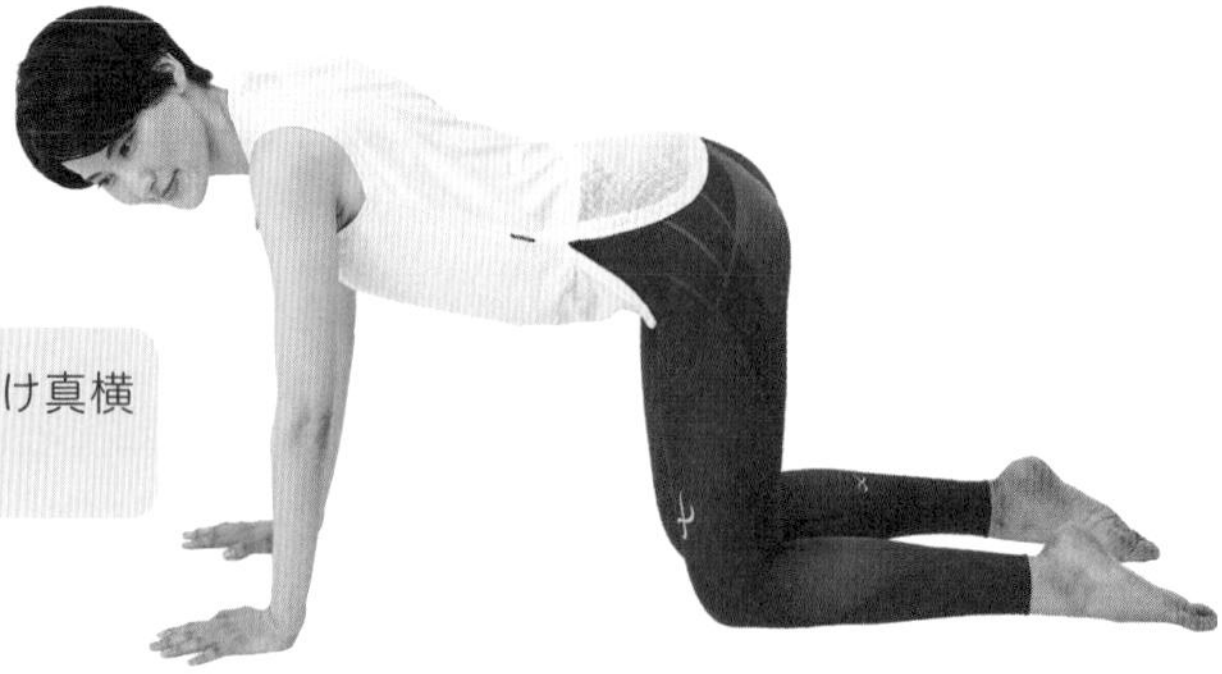

3

▶2の姿勢を維持したまま、上半身を5～10回くらい前後に平行移動させます。
▶終わったら顔を反対に向け、同様の動きをします。

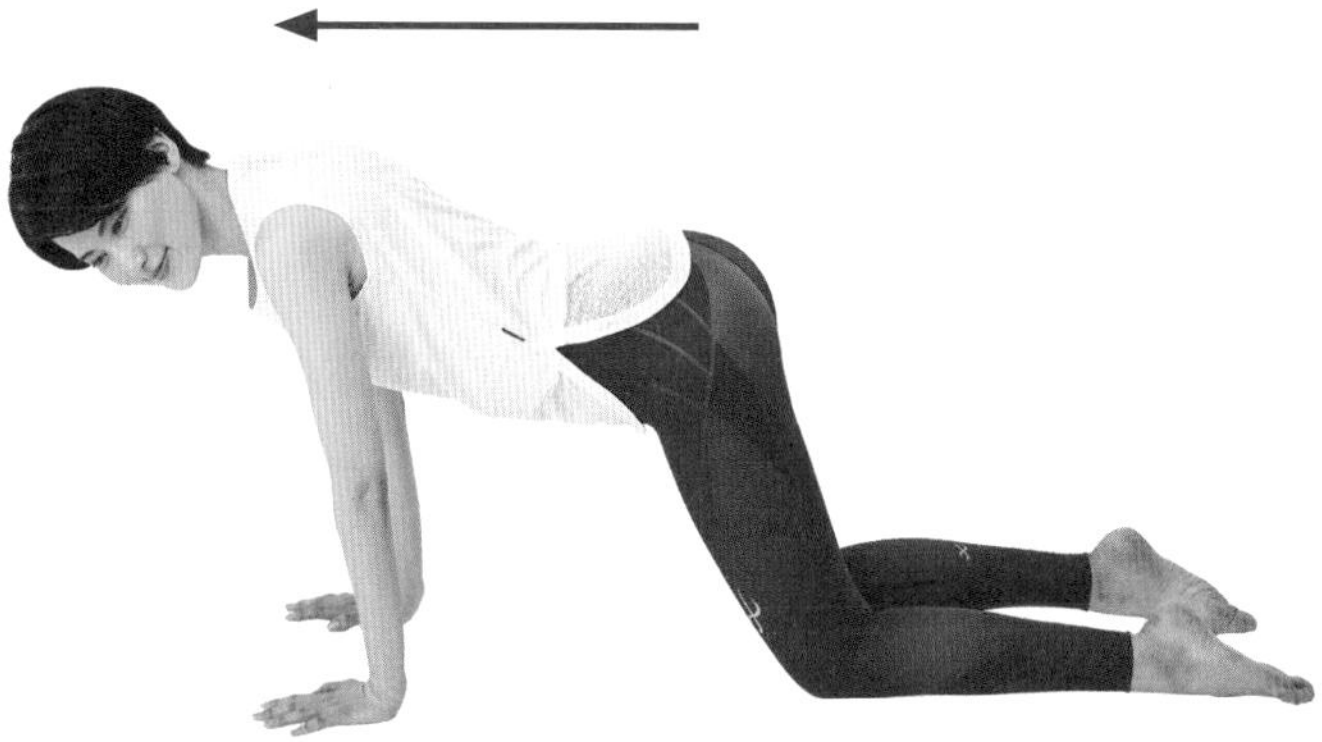

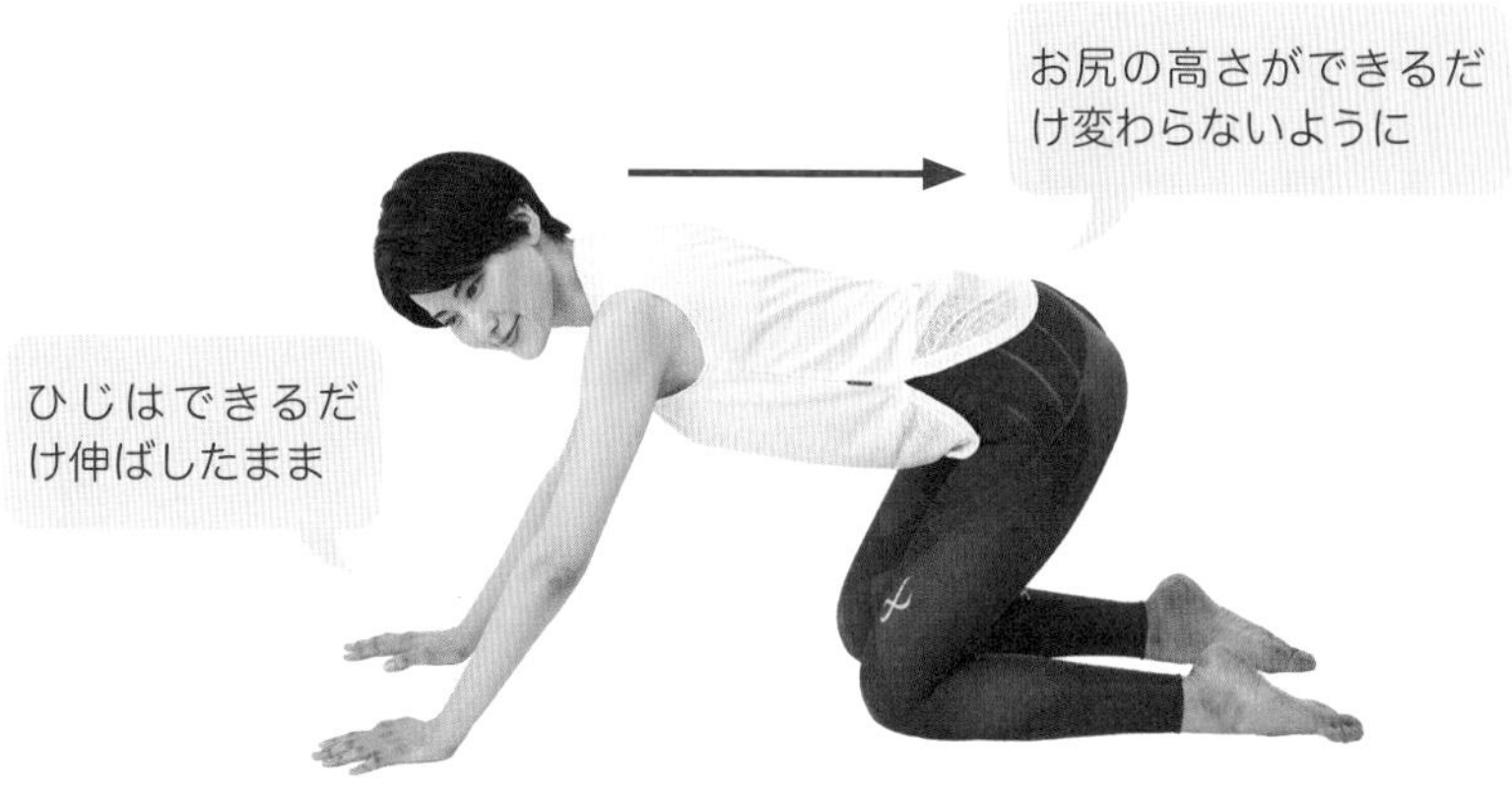
お尻の高さができるだけ変わらないように
ひじはできるだけ伸ばしたまま

現代人の多くは目を動かさない生活を送っている

◎スマホやパソコン、テレビを見ているときは眼球が動いていません

昨今の「新しい生活様式」では、在宅でのオンライン業務などが推奨されていることもあり、1日中パソコンに向かって仕事をしている人も増えていると思います。パソコンを使った作業は、一見、目を動かしているようでいて、実際は同じ距離の狭い部分をずっとスクロールしている状態です。こういう人は、目を動かす領域が、どうしても狭くなります。たとえば電車に乗っていても、多くの人はスマホに夢中で、窓外の景色を眺めることで無意識のうちに眼球を往復運動させることも、激減していると思います。高齢の方でも、1日中テレビを見ている人が少なくありません。テレビも、眼球をほとんど動かさず、同じ焦点距離で画面を凝視することを強いています。

このように、同じ焦点距離で、眼球運動がゼロに近い生活を続けていると、視機能とともに脳の機能もどんどん低下してしまいます。

◉眼球の動きは認知機能にダイレクトに影響します

眼球を動かすことは、脳の認知機能に直接影響すると言われています。逆に、眼球をあまり動かさない生活をしていると、認知機能の低下につながりやすいということです。

実際に、認知症の人は眼球があまり動きません。中央で凝視してしまっています。歩くときも前しか見ていなくて、周辺や足元が見られないので、転倒しやすくなるのです。

本来は屋外を歩いているだけでも、無意識のうちに遠くや近く、前後左右上下に眼球を忙しく動かしているものです。そしてこれが、脳にほどよい刺激を与えるのです。

しかし昨今は、スマホ片手に歩いている人が多く、眼球を動かす機会が大幅に減っており、視機能の低下と、そこから生じる身体機能、脳機能の低下が懸念されています。ここでは、眼球を動かす筋肉を適度に刺激して視機能を活性化する「ビジョントレーニング」と、身体活動とともに脳機能の活性化にも効果が期待できる「交差運動」をいくつか紹介しましょう。

視機能を活性化！

たて・よこストレッチ

ビジョントレーニング①

1

▶片手でペンを持ち、ペンを顔の左から右、右から左にゆっくり動かして、ペン先を目で追います（5往復）。

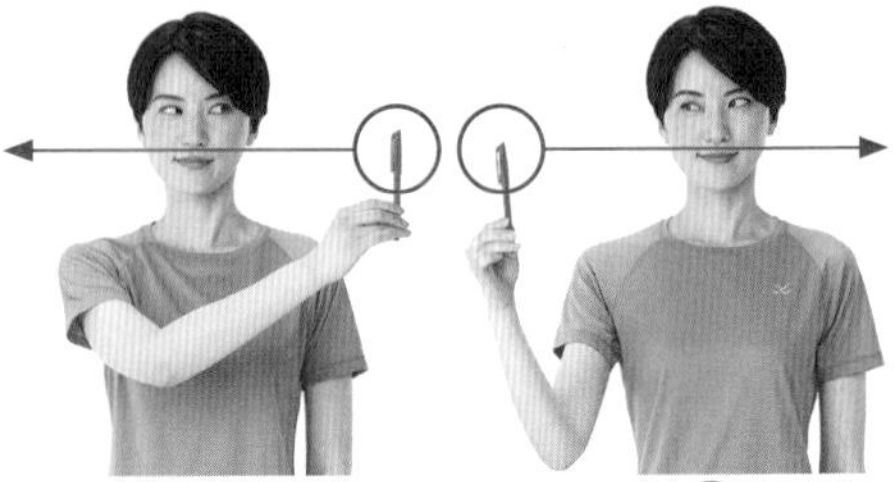

2

▶片手でペンを持ち、ペンを顔の下から上、上から下にゆっくり動かして、ペン先を目で追います（5往復）。

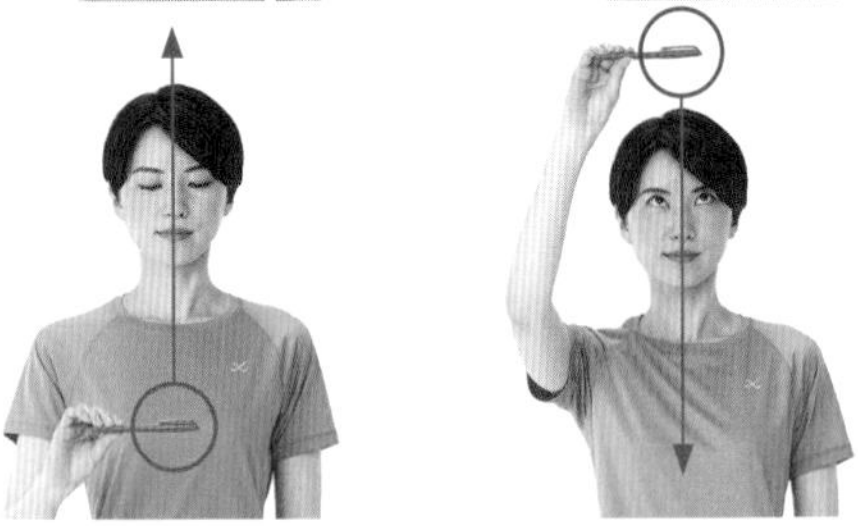

3

▶左右の手に1本ずつペンを持って、顔の両側で肩幅程度に固定し、ペン先を左右交互に見ます（5往復）。

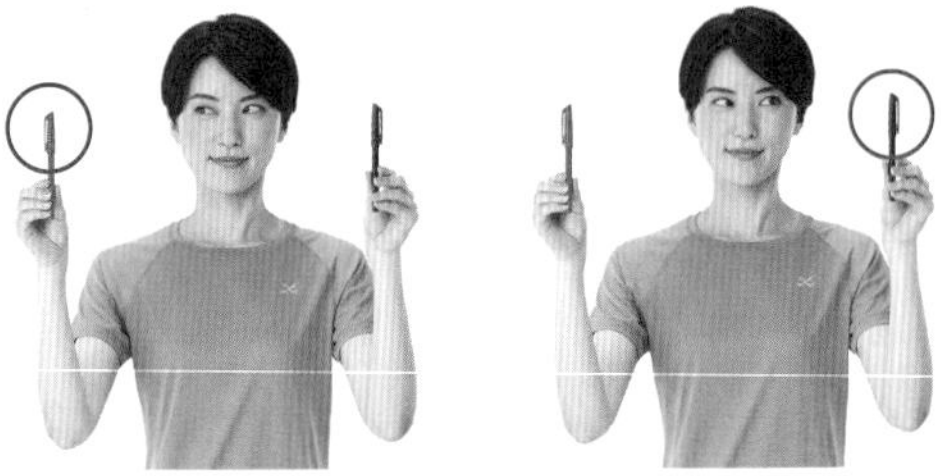

4

▶左右の手に1本ずつペンを持って、顔の上と胸元で固定し、ペン先を上下交互に見ます（5往復）。

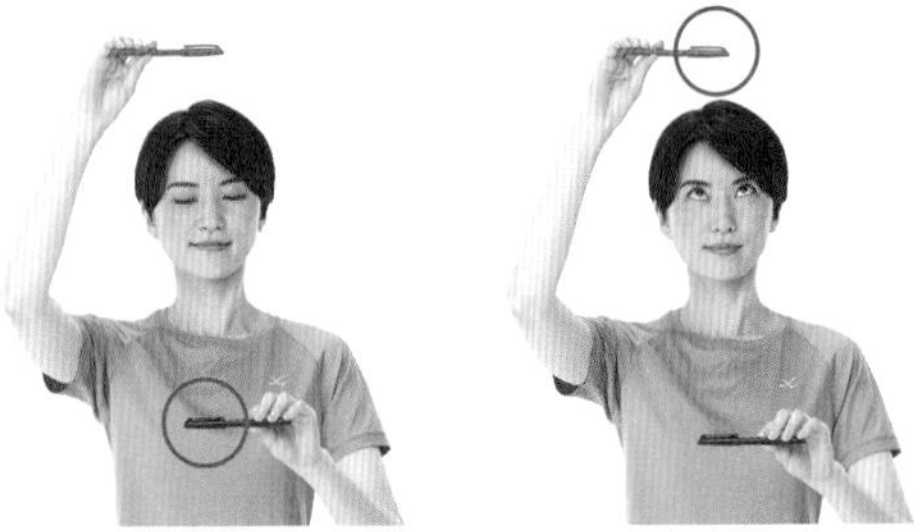

＊顔は動かさず、目だけを動かしてください。
＊メガネやコンタクトレンズを装着したまま行なって大丈夫です。
＊目まいを感じたり気分が悪くなったりしたら、すみやかに中止してください。

視機能を活性化！

遠近ストレッチ

ビジョントレーニング②

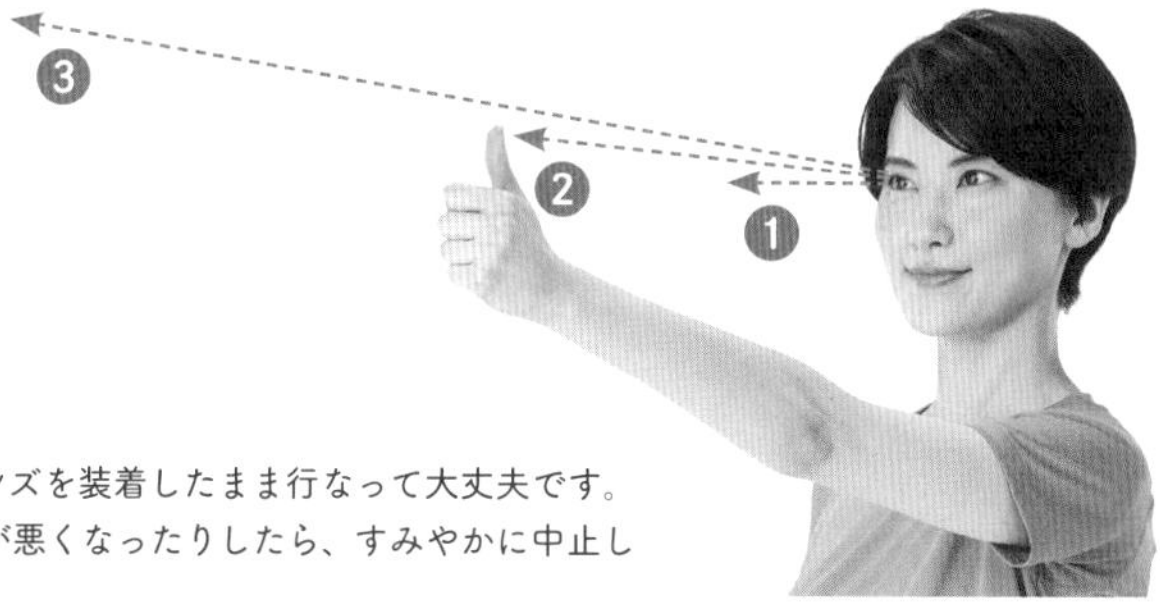

＊メガネやコンタクトレンズを装着したまま行なって大丈夫です。
＊目まいを感じたり気分が悪くなったりしたら、すみやかに中止してください。

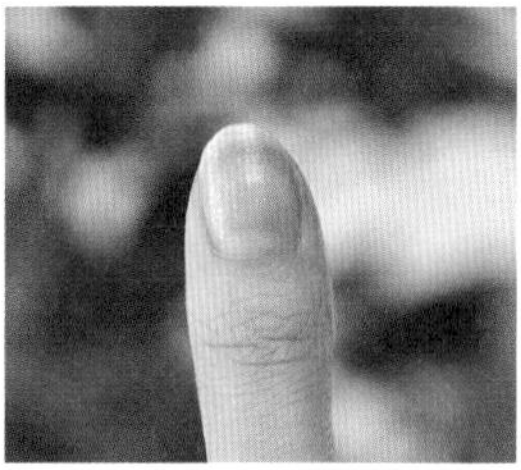

1 目の前の親指を見る

▶目の前約10cmのところで左手の親指を立てます。

▶ピントが合いにくくてもよいので、親指の爪を1秒凝視します。

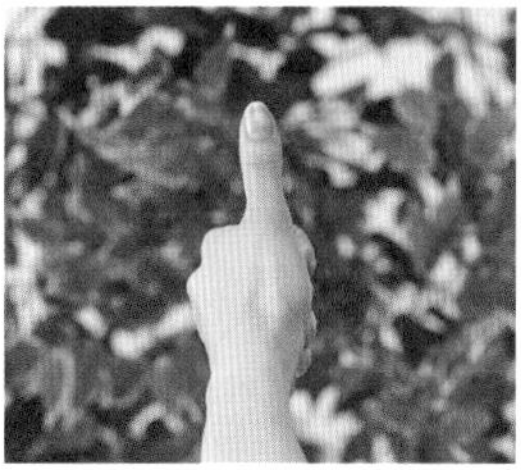

2 腕を伸ばす

▶立てた親指の爪を見つめながら腕を向こう側へ伸ばし、伸ばしきったところで親指の爪を1秒凝視します。

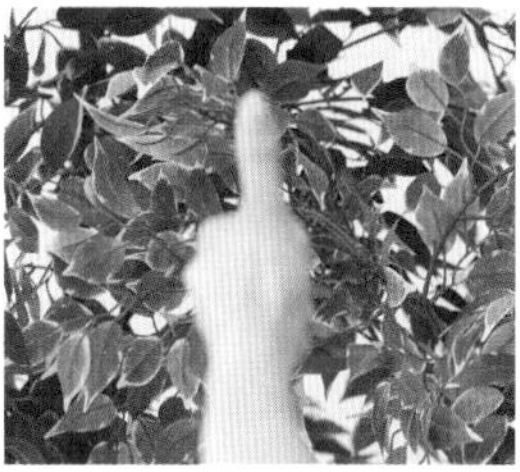

3 背景を見る

▶視界の中でもっとも遠くにあるもの（観葉植物や絵、カレンダー、窓外の建物など）にピントを合わせて1秒凝視します。❶～❸を「イチ、ニ、サン、イチ、ニ、サン」と10回繰り返します。

脳と身体を活性化!

その場で足ぶみ

交差運動①

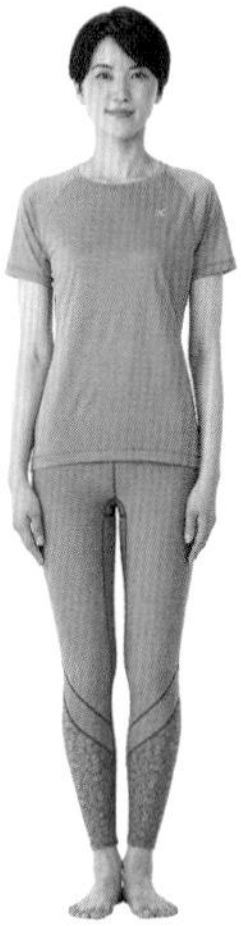

1 ▶顔を上げて前を向き、背筋を伸ばして立ちます。

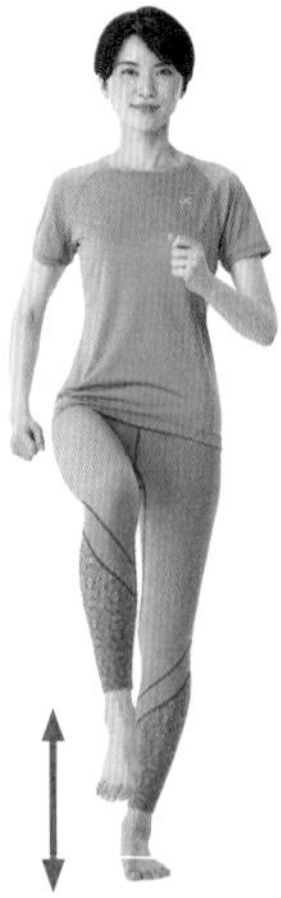

2 ▶右足を静かに上げ、また静かに下ろします。腕は自然な動きで。

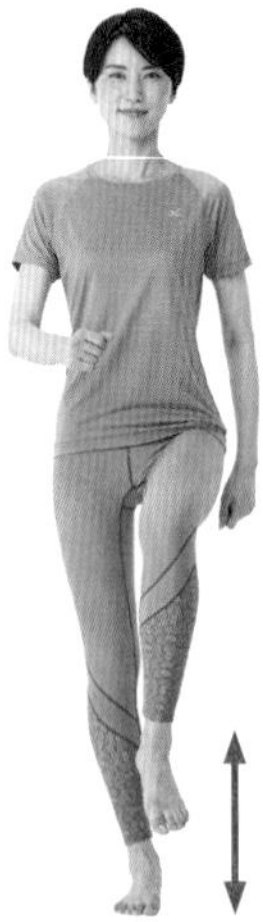

3 ▶左足を静かに上げ、また静かに下ろします。腕は自然な動きで。
▶交互に30回足ぶみを繰り返します。
▶立って行なうのが不安なときは、イスなどに座って行なっても大丈夫です。

脳と身体を活性化！

8の字まわし

交差運動②

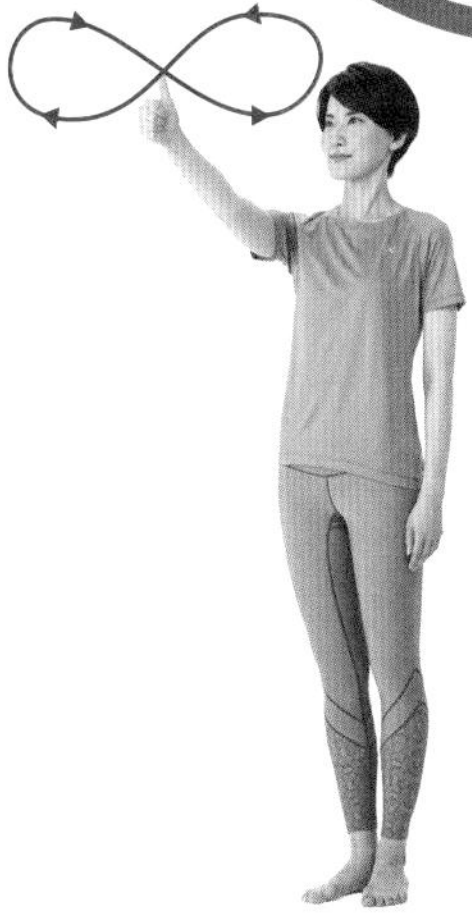

1

▶右手の親指を立てて、その指先を両目で見つめながら、腕を下から上へ横8の字（∞）に動かします。
▶約10秒かけて1周し、それを3回繰り返します。
▶反対の手と腕も同様に。

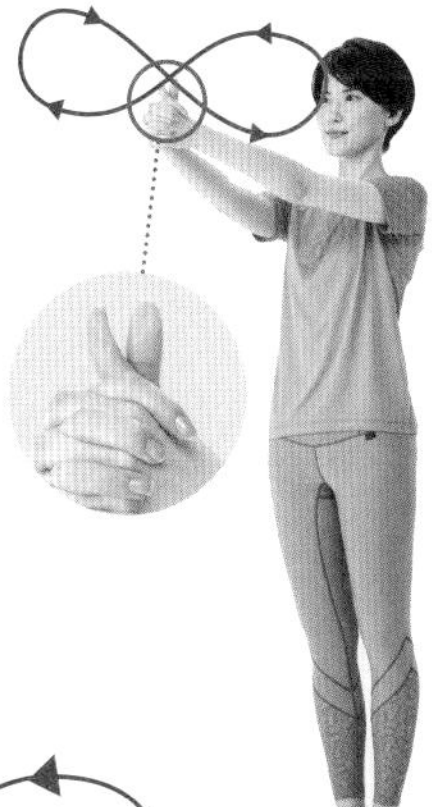

2

▶親指が目の前で交差するように両手の指を組みます。
▶親指の交差した部分を見つめながら、腕を下から上へ横8の字（∞）に動かします。
▶約10秒かけて1周し、それを3回繰り返します。

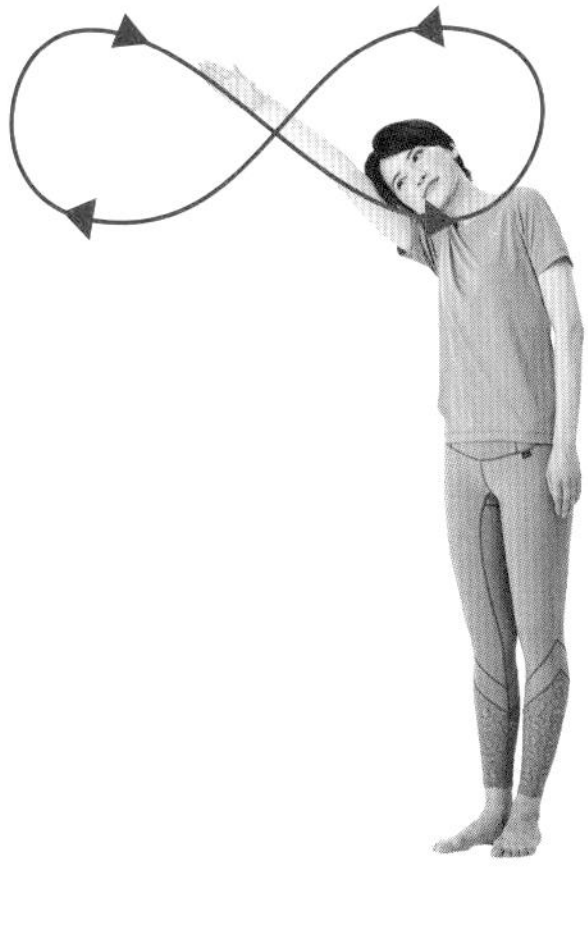

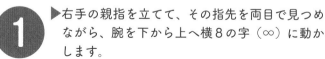

3

▶右腕を軽く前に伸ばして、もたれかかるように頭を傾けます。
▶首と腕がぴったりとひとつになったイメージで、視線を指先の空間に向けます。
▶そのままゆっくりと大きく横8の字（∞）を描きながら、視線は指先の空間を見続けます。
▶約10秒かけて1周し、それを3回繰り返したら、反対側も同様に行ないます。

脳と身体を活性化！

ひざタッチ

交差運動③

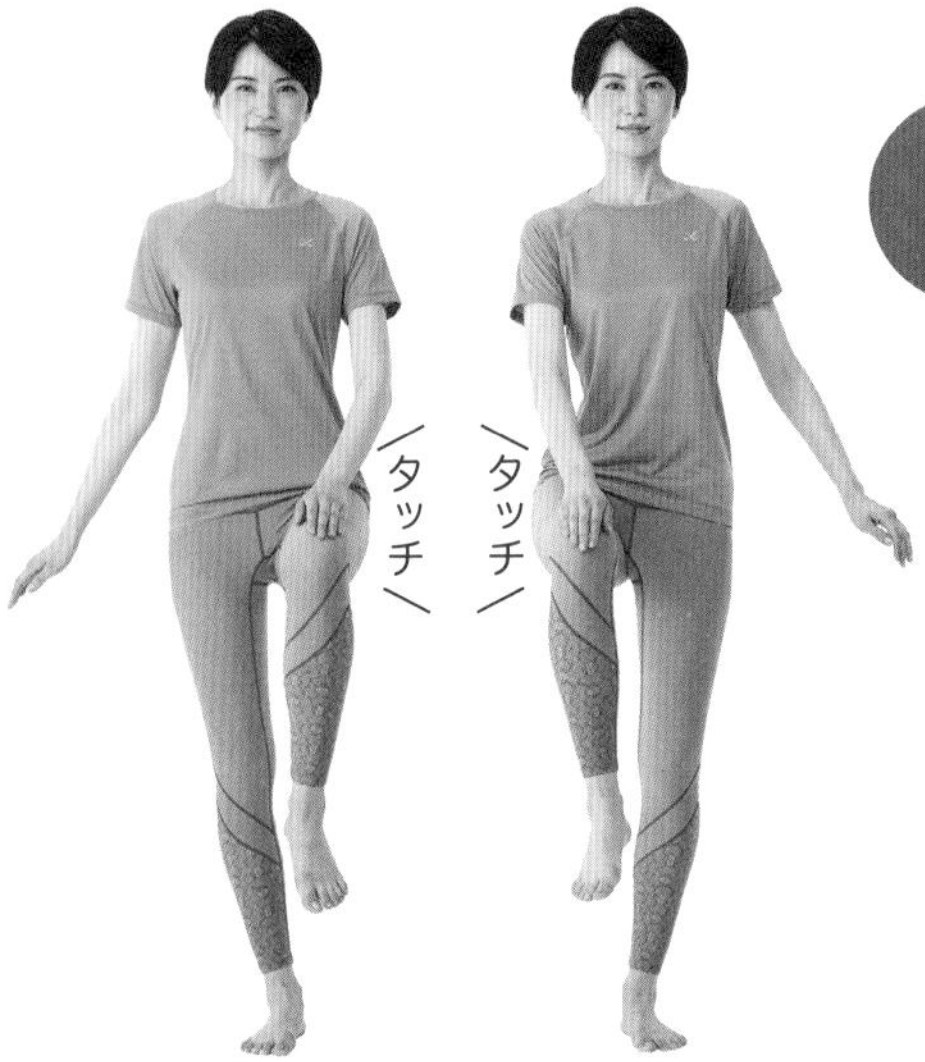

1

▶左手を左ひざに、右手を右ひざに交互に触れながら、約10秒、その場で足ぶみします。

▶立って行なうのが不安なときは、イスなどに座って行なっても大丈夫です。

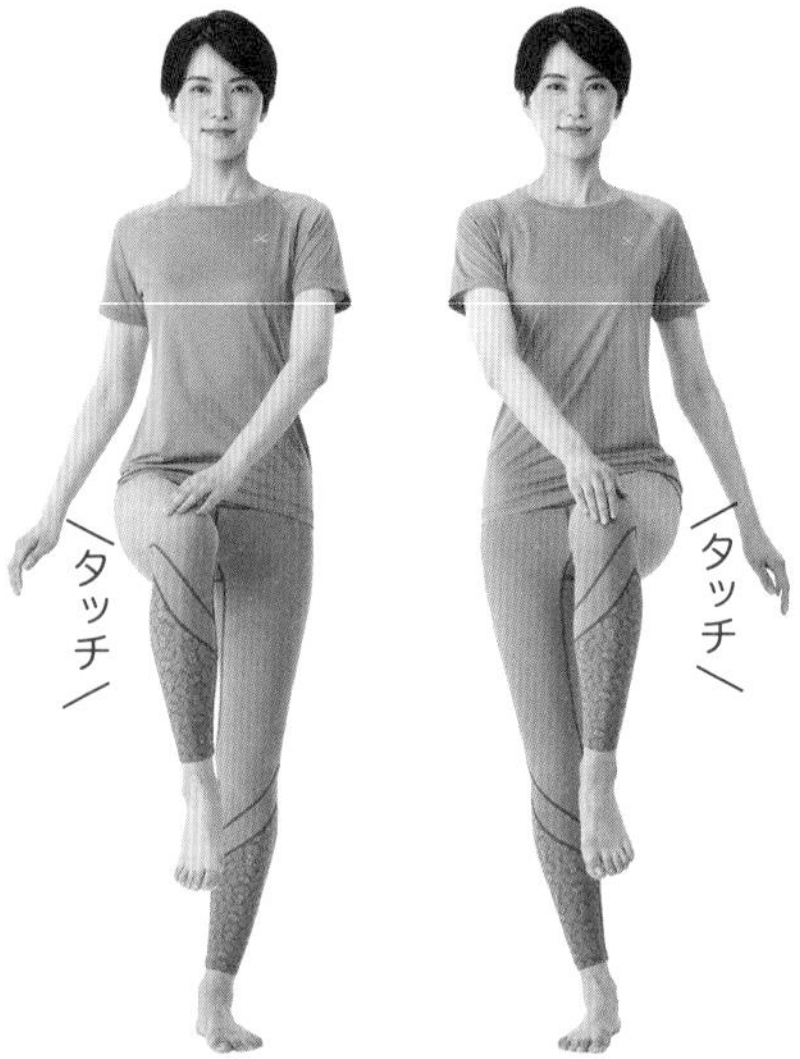

2

▶左手を右ひざに、右手を左ひざに交互に触れながら、約10秒、その場で足ぶみします。

▶立って行なうのが不安なときは、イスなどに座って行なっても大丈夫です。

脳と身体を活性化！

手首ひねり

交差運動④

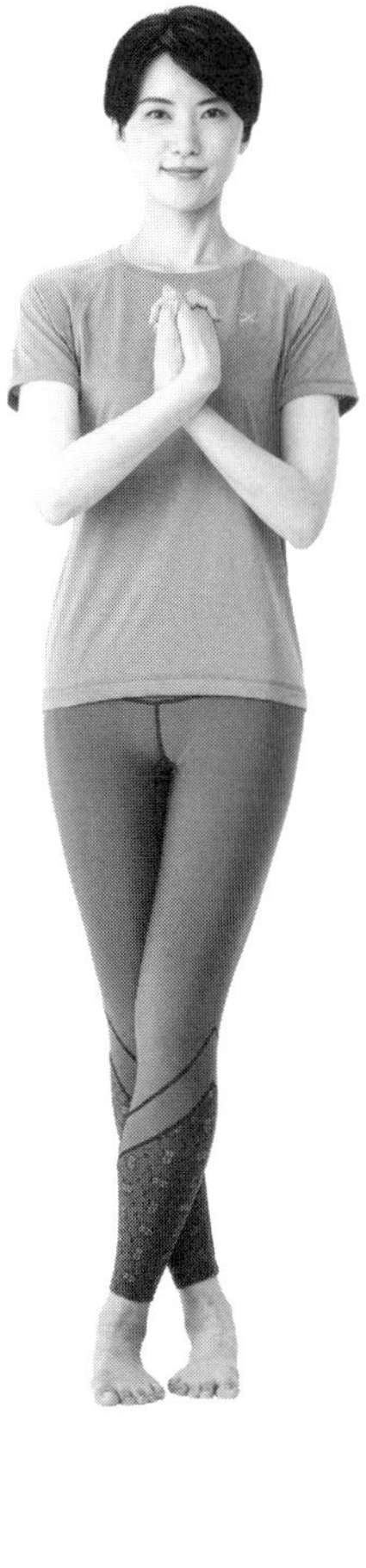

1

▶左足首を右足首の前に交差させます。
▶腕を伸ばして右手首を下に、左手首を上に交差させて両手を握り、内側に回転させて胸の前に引き寄せます。
▶立って行なうのが不安なときは、イスなどに座って行なっても大丈夫です。

2

▶その姿勢のまま、ゆったりと鼻呼吸を繰り返します。
▶息を吸うときは舌を上あごにつけ、息を吐くときは舌を上あごから離します。
▶約30秒、呼吸を続けます。
▶手と足の交差を逆にして同様に。

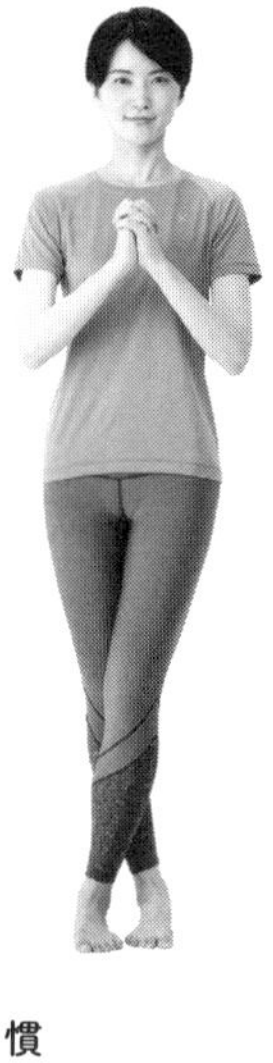

手首をひねって返すのが難しいときは、順手で指を組んで行ないます。

脳と身体を活性化！

肩リラックス

交差運動⑤

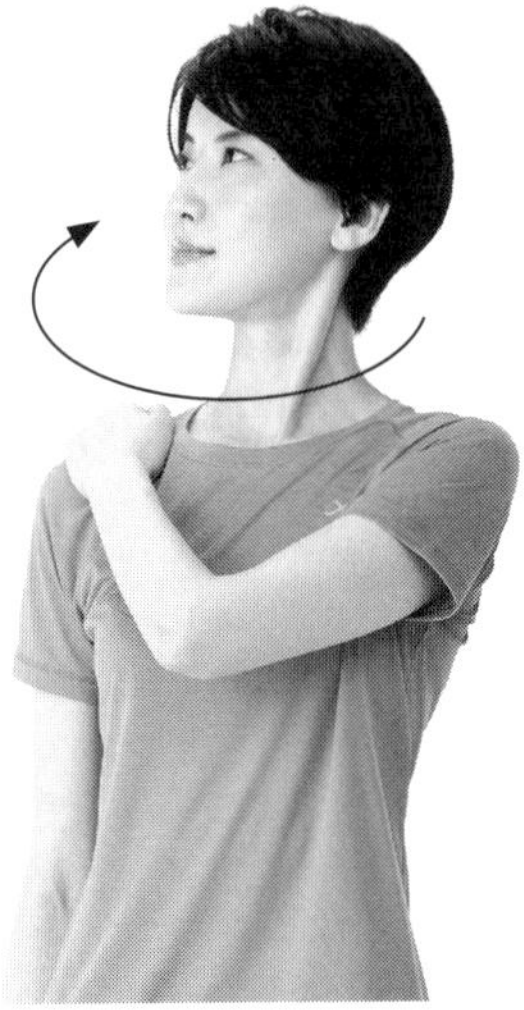

1

▶顔は正面のまま、左手で右肩を軽くつかみます。

▶鼻から息を吸いながら、顔を右に向けます。

▶立って行なうのが不安なときは、イスなどに座って行なっても大丈夫です。

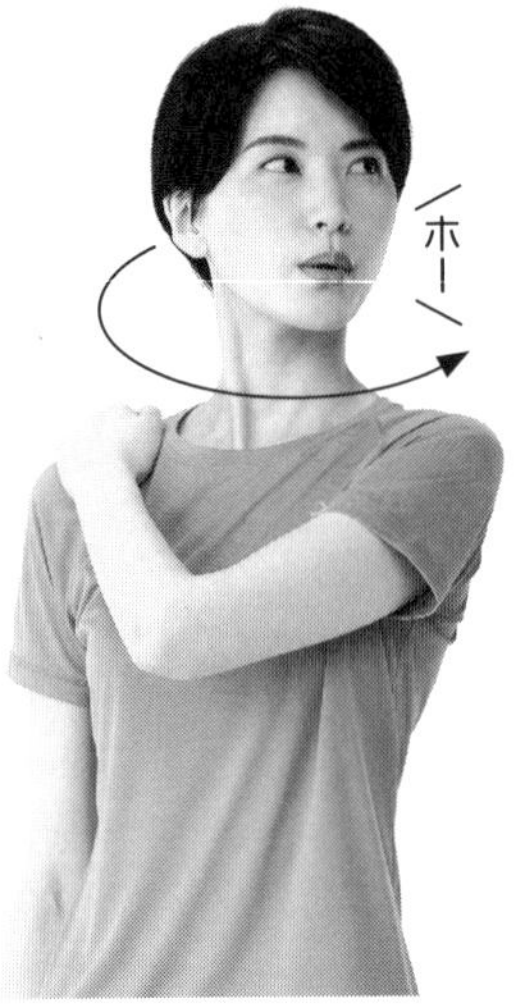

2

▶口から「ホー」と息を吐きながら、顔を左に向けます。

▶顔が左に向いたら鼻から息を吸い、口から「ホー」と息を吐きながら、顔を右に向けます。

▶❶〜❷を3回繰り返します。

▶反対側も同様に。

ウォーキングは一定のペースで歩くのがいい

◎一定のリズムで同じ動作を繰り返すと「幸せホルモン」が出ます

運動習慣のない人は、ウォーキングを始めてみるといいでしょう。

ウォーキングを行なうときは、一定のペースで歩くことがポイントです。

運動に限らず、同じリズムで同じ動作を繰り返すと、「幸せホルモン」である「セロトニン」の分泌が増えると言われています。たとえば、カラオケで友人が歌っているとき、リズムに合わせて手拍子を繰り返していると、自分も楽しくなると感じたことはないでしょうか? それは、セロトニンの分泌が高まっている証拠です。

専門的なアスリートが身体能力を高めるには、走ったり、止まったりといった緩急をつける動作が適している場合もあると思いますが、私たち一般人の脳と身体の働きを高めるという観点からすると、同じリズムで歩くウォーキングのほうがセロトニンを増やし、結果として心身のリフレッシュと脳の解毒に役立つと考えられます。

◎心地よいリズムで歩くのが最適です

「セロトニンを増やすには、どのようなリズムがいいのですか？」という質問を受けることがありますが、リズムに厳格な決まりはありません。自分が心地よいと感じるリズムが、いちばん適しています。

速く歩いたほうが気持ちよければ、それがあなたのリズムです。ゆっくり歩いたほうが落ち着くようなら、ゆっくり歩くことがあなたには適しています。

セロトニンを増やす上でもっとも効果的なのは、一定のリズムで同じ動作を繰り返すことです。

また、ウォーキングを行なうと、汗が出てきます。汗をかくことが、脳と身体の解毒に大切なことは、先にお話ししました。これまで、汗をかくことを不快に思っていた人でも、ウォーキングで汗をかいたあとの気持ちよさを実感すると、汗をかくことの大切さが実感できると思います。日常的にウォーキングのような有酸素運動をしている人は、そうでない人に比べてストレス耐性が高く、「コルチゾール」の分泌が少なくて済むという報告もあります。

細菌やウイルスによる感染症も肉体ストレスになる

◉認知症と関係の深いライム病は長期にわたる炎症で脳にダメージを与えます

肉体ストレスの中には病気も含まれます。認知症の引き金にもなると考えられているのが、「ライム病」です。

ライム病は、マダニを媒介とした細菌感染で、日本では「ツツガムシ病」とも呼ばれます。国内の感染例は報告されていませんが、そもそも日本にはライム病の原因菌を特定できる検査機関がなく、ライム病であっても見過ごされるケースが多いのが現状です。

畳文化で湿度の高い日本には、ダニが多く存在します。ですから、ライム病は決して「稀《まれ》な病気」ではなく、認知症などの脳・神経系の難病の背景には、かなりの数の症例でライム病が隠れているのではないかと言われています。早期にライム病と診断できれば、抗生物質の投与で改善できることを考えると、残念でなりません。

◉新型コロナウイルス感染症の後遺症で認知機能の低下が起こることもあります

一般的な細菌感染は、感染すると身体のあちこちに炎症が起こって、喉《のど》の痛みや関節の腫れといった諸症状が出現します。各部位で免疫細胞と細菌の闘いによって「大火事」が起こり、「コルチゾール」が火消しに奔走している状態です。

これに対してライム病は、とても小さな「ボヤ」のようなもの。原因菌が免疫系の働きを潜り抜け、小さなボヤ（慢性炎症）が長期にわたって続き、身体や脳を蝕《むしば》んでいきます。それが原因となり、慢性疲労や認知症につながっている症例があることを指摘する論文が報告されています。

新型コロナウイルス感染症も、いったん回復したあと、一部の人たちに若年性認知症のような症状（認知機能の大幅な低下）や、慢性疲労性症候群のような症状を呈する人が報告されています。その根底には、体内で小さなボヤ（慢性炎症）が続いている可能性が考えられています。

感染症は、命に関わる急性期の激烈な症状にばかり注目が集まりますが、小さなボヤ（慢性炎症）も深刻な疾患につながることを知っておいてください。

「脳を解毒する」毎日の習慣

3
精神ストレスのゆるめ方

「終わりが見えない」が精神的にいちばんつらい

◎精神ストレスは誰も多少なりとも抱えています

一般に「ストレス」というと、精神的なストレス（本書では「精神ストレス」）を指します。精神ストレスは、誰もが多少なりとも抱えている心の負担です。人間関係がうまくいかない、仕事が忙しいといった社会的要因のほか、日常生活の中での育児や介護の不安・悩み、家族・親族間のトラブルなど、さまざまなことが精神ストレスの原因となります。特に、終わり（ゴール）が見えづらい苦境から逃れられないときに、人はもっとも強い精神ストレスを感じると言われています。

職場や地域社会でのパワー・ハラスメント、セクシュアル・ハラスメント、モラル・ハラスメント、あるいは家庭でのDV（ドメスティック・バイオレンス）はその典型です。近年はインターネットやSNS（ソーシャル・ネットワーキング・サービス）を介した「赤の他人」からの誹謗《ひぼう》・中傷《ちゅうしょう》に悩む人も急増しています。

◉「当たり前の日常」が失われるストレスに全人類が直面しています

自分の置かれている環境の変化も、精神ストレスの大きな原因となります。近親者との死別、離婚、転居、転職、あるいは自然災害などによって「当たり前の日常」が失われる経験は、脳と身体に大きなダメージを及ぼします。

２０２０年に突如巻き起こった新型コロナウイルス感染症拡大に伴う「新しい生活様式」への移行は、地球の全人類に多大な精神ストレスを強いていると言っていいでしょう。新型コロナウイルスに感染する不安はもとより、長引く経済的不安や「自粛疲れ」は、コロナ禍が鎮静化したあとも、多くの人の心に見えない傷となって残ると思います。

精神ストレスへの対処法としては、「状況を変える」「状況から離れる」という方法が効果的です。しかし、現代人が抱えている精神ストレスの多くは、それができないために生じているとも言えます。

ここでは、「状況に合わせて自分を変える」ための簡単な方法を、いくつか紹介しましょう。

「リフレーミング」で見方・考え方を変える

⊙ストレスの原因を別の角度から捉えてみましょう

精神ストレスの解消法のひとつとして、「リフレーミング」という方法があります。これは、自分が今、ストレスを感じている出来事に対し、別の角度から捉えることによって、気持ちを少しでもラクにしようというものです。

たとえば、義理の母親が「要介護」となり、自分が仕事を辞して自宅で介護を続けておられるような方は、みなさんの中でもかなり多いと思います。

最初は、義母の役に立ちたいと思い、献身的にがんばっていたものの、義母からは不満の言葉しか出てこず、夫も見て見ぬふり……。日中は訪問介護のサービスを利用しているが、夜中におむつ交換で起こされることもしばしばで寝不足が続き、心身ともに疲れてしまった……という方がいたとしましょう。

こうした場合、ご本人の精神ストレスは計り知れません。介護することのつらさより、自分のやりたい仕事をあきらめてまで、義母に尽くそうと思って必死でがんばっているのに、それを誰も評価してくれない。評価どころか、義母からは「本当に気が利かない」などと責められる……。

正直すべてを放り出したい気持ちでしょうが、精神ストレスを抱えてしまいがちな人は、「がんばり屋さん」が多いので、自分を責めてしまいます。「お母さまに怒られるのは私がダメだからだ」と、自分を追い込んでしまうケースが多いのです。

しかし、ちょっと視点を変えて、「もしも自分がお母さまの立場だったら？」と考えてみるのがひとつの方法です。お母さまは、もともと人の世話になんてなりたくないという自立心の強い人だったのに、不本意にも要介護となり、嫁におむつ交換をしてもらわなければならない状態になっている。「自分が同じ立場になったら、お嫁さんに文句を言いたくなる気持ちもわかる」「きっと、お母さまもつらいんだ」「仕事をしているのと同じくらいの学びがここにもあるな」……。そんなふうに考え方を切り替えることができれば、心の負担もだいぶん変わってくるはずです。

たとえ事実は違ったとしても、「そう思い込むこと」が、リフレーミングの効果を実感する大切なポイント。気持ちを思い切って切り替えてみることが先決です。

「アファメーション」で〝新しい自分〟に変身

◉自分を肯定するための自己暗示です

リフレーミングとともに、「アファメーション」と呼ばれる方法を行なうと、リフレーミングの効果がより高まります。アファメーションとは、日本語に訳すと「肯定的な自己暗示」のことです。

精神ストレスを強く感じる人は、自分自身に対する評価が低い場合が多く、何かにつけて否定的、消極的に考えがちです。少しでもミスを指摘されると、「自分は価値のない人間だ」と過度に重く受け止め、雨が降っただけで「自分は雨女だ」と思い、健康であることさえ「自分のような者が申し訳ない」と考える人もいます。そうした「思考のクセ」が、自分を生きづらくさせてしまっていることが、多々あるのです。

もっと軽やかに生きられるように、「自尊心」や「自己肯定感」を高める暗示を自分にかけるのがアファメーションです。

◉1カ月続ければ変化に気づくでしょう

日本には古くから「言霊《ことだま》」と呼ばれる考え方があります。口に出して言った言葉が、良くも悪くも実際に起こるという考え方です。これは決して怪しげな呪術ではなく、日常的に繰り返し口にしている言葉は、無意識のうちに思考や行動のパターンに影響を与え、その結果として実現しやすくなることがあるのです。

たとえばミスをしてしまったら、「次は絶対にうまくやる！」と、口に出して言いましょう。雨が降ったら、「新しい傘を買う絶好のチャンス。自分はなんてラッキー！」と喜び、「健康である自分は最高に幸せ。恵まれている！」と考えます。とにかく自己肯定するあらゆる言葉を、すべて口に出して言うのがコツです。

夢や目標がある人は、それをノートに書き出して、「私には○○できる能力がある」と、1日に何度も自分に言い聞かせましょう。「○○したい」という願望ではなく、「○○になる」という断言、さらには「○○だ」といった「『すでに経験済み』という認識」の言葉づかいが大切です。試しに1カ月、続けてみてください。きっと、あなたの心身に変化が起こっていることが、自覚できるはずです。

おわりに

「副腎疲労」による脳機能と身体機能の低下を予防・改善するには、薬を飲んで治すといった「足し算」の治療よりも、本文で紹介したような、「毒を入れない」「毒を出す」という「引き算」のケアが効果的だということを、患者さんの声に耳を傾けて治療を行なう過程で、私たちは確信しています。

引き算のケアで副腎の負担が軽減すると、脳機能・身体機能が活性化し、心身ともに元気になっていきます。認知症ではないかと心配している人の記憶力や判断力の低下も、まさに霧が晴れるようにスッキリと解消されます。

ストレスでつらい思いをしている人は「がんばり屋さん」が多く、つらい状況から「逃げてはいけない」「もっとがんばらなければいけない」「がんばれない自分が悪い」という思考に陥りがちです。しかし、心身に不調をきたすほどの過度のストレスは、避けられるなら避けたほうが得策。そんなにがんばらなくていいのです。いちばん大事なのは、あなたの心と身体です。

どうしても避けられないストレスとつき合わざるを得ない場合は、本書のPART3で紹介したように、生活習慣や生活環境を見直したり、自分の考え方を少し変えたりすることにより、副腎の負担を減らして、ストレスをゆるめていくことが大切です。

それでもどうにもならないときは、「副腎疲労外来」を開設している病院やクリニックに連絡して、一度、医師に相談してみてください。副腎疲労の度合いが高い場合は、薬を服用するという「足し算」の治療も、時には必要であり、また効果的です。

副腎疲労外来で受診するメリットは、自分のつらさをわかってくれる専門家に出会えることです。自分のつらさの原因が明らかになり、改善できることがわかると、それだけでも、ストレスは大幅にやわらぎます。

脳と身体をしっかりと解毒し、「ボケ知らずの人生100年」を、はつらつとエンジョイしましょう！

本間良子・本間龍介

【著者紹介】

本間良子（ほんま・りょうこ）

スクエアクリニック院長。日本抗加齢医学会専門医・評議員、米国抗加齢医学会フェロー、米国発達障害児バイオロジカル治療学会フェロー、日本医師会認定産業医、日本内科学会会員。聖マリアンナ医科大学医学部卒業後、同大学病院総合診療内科入局。副腎疲労の夫をサポートした経験を活かし、米国で学んだアンチエイジング医学を用いた栄養指導も行なっている。共著に『老化は「副腎」で止められた』『ボケない人がやっている脳のシミを消す生活習慣』『子どもの「言っても直らない」は副腎疲労が原因だった』（以上、青春出版社）『「副腎の疲れ」をとれば老化もボケもくい止められる！」（PHP研究所）などがある。

本間龍介（ほんま・りゅうすけ）

スクエアクリニック副院長。医学博士。日本抗加齢医学会専門医・評議員、米国抗加齢医学会フェロー、米国発達障害児バイオロジカル治療学会フェロー、日本医師会認定産業医、日本内科学会会員。聖マリアンナ医科大学医学部卒業。同大学大学院医学研究科修了。自身が原因不明の重度の疲労感に苦しんだことをきっかけに、アドレナル・ファティーグ（副腎疲労）の提唱者であるウィルソン博士に師事。日本で最初に副腎疲労外来を開設し、診療と副腎ケアの普及に日々尽力している。

スクエアクリニック
https://www.squareclinic.net/

抗加齢専門医が毎日やっている「脳の解毒」で一生ボケない脳になる！

2021年8月31日　第1版第1刷発行

著　者　本間良子　本間龍介
発行者　櫛原吉男
発行所　株式会社PHP研究所
京都本部　〒601-8411　京都市南区西九条北ノ内町11
教育出版部　☎075-681-8732（編集）
家庭教育普及部　☎075-681-8554（販売）
東京本部　〒135-8137　江東区豊洲5-6-52
普及部　☎03-3520-9630（販売）
PHP INTERFACE　https://www.php.co.jp/
印刷所　株式会社光邦
製本所　東京美術紙工協業組合

ISBN978-4-569-85036-8